科学备孕系列丛书

备孕常识 优生须知

主编 孙爱军 耿秀荣 谭章云

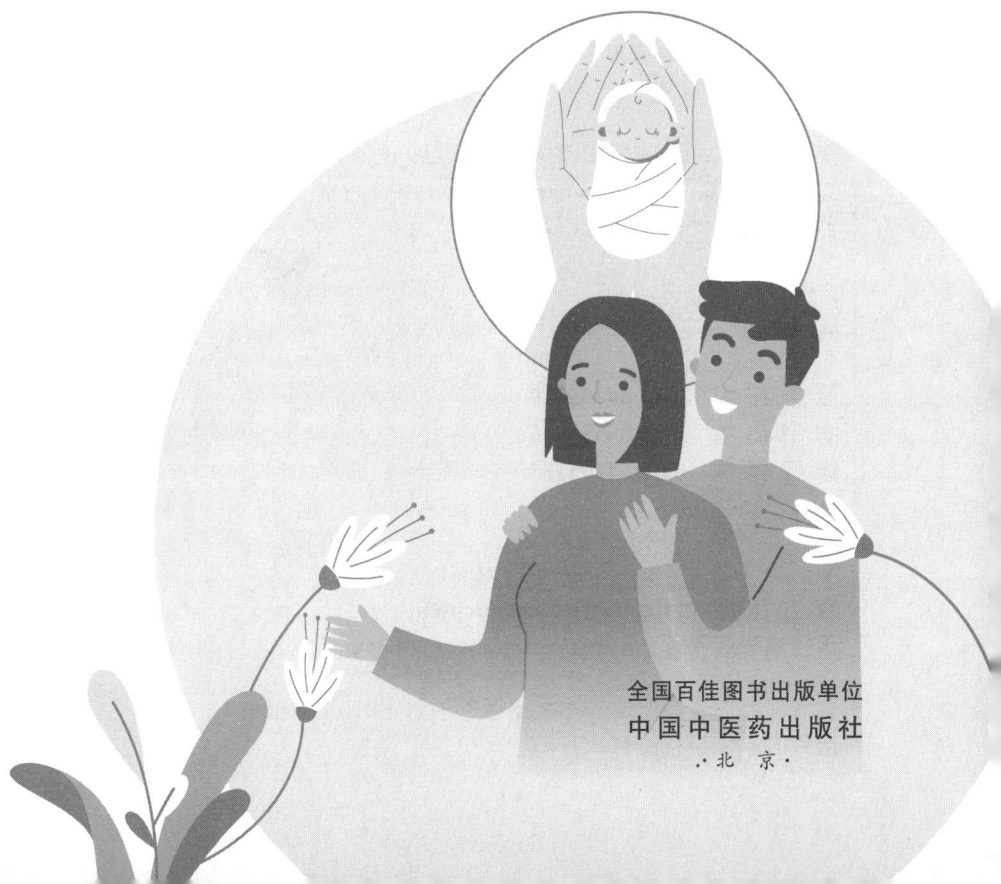

全国百佳图书出版单位
中国中医药出版社
·北京·

图书在版编目（CIP）数据

备孕常识　优生须知 / 孙爱军，耿秀荣，谭章云
主编 . -- 北京：中国中医药出版社，2025.6. --（科学
备孕系列丛书）.
ISBN 978-7-5132-9350-1

Ⅰ. R169.1
中国国家版本馆 CIP 数据核字第 20250S42G4 号

中国中医药出版社出版

北京经济技术开发区科创十三街 31 号院二区 8 号楼
邮政编码　100176
传真　010-64405721
河北新华第二印刷有限责任公司印刷
各地新华书店经销

开本 880 × 1230　1/32　印张 4.25　字数 99 千字
2025 年 6 月第 1 版　2025 年 6 月第 1 次印刷
书号　ISBN 978 – 7 – 5132 – 9350 – 1

定价　29.80 元
网址　www.cptcm.com

服 务 热 线　010-64405510
购 书 热 线　010-89535836
维 权 打 假　010-64405753

微信服务号　**zgzyycbs**
微商城网址　**https://kdt.im/LIdUGr**
官方微博　**http://e.weibo.com/cptcm**
天猫旗舰店网址　**https://zgzyycbs.tmall.com**

如有印装质量问题请与本社出版部联系（010-64405510）

《备孕常识 优生须知》
编委会

主　编　孙爱军　耿秀荣　谭章云

副主编（按姓氏笔画排序）

王　玮　冯晓玲　李晓冬　李慧敏

张巧利　张志涛　郑庆梅　赵银卿

胡玉林　段　洁　梅　梅　颜晓红

编　委（按姓氏笔画排序）

马　薇　马丽娜　王慧民　孔　晶

甘　娟　丛建萍　刘　颖　刘玉杰

刘志云　阮宝华　阳晓敏　孙珊珊

苏红梅　吴晓丽　何金婵　宋晓翠

张　丹　张心愿　张君娴　张雨晴

陈　晨　陈政祺　金良怡　袁瑞连

黄府清　廖毅力　翟海娜　潘　泓

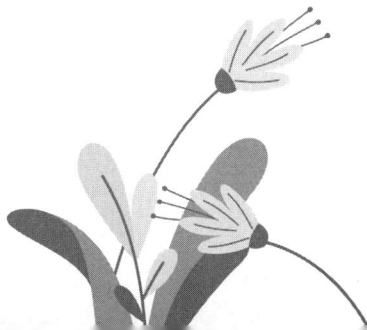

前　言

生育健康聪明宝宝，是每个家庭的愿望，也是国家与民族的未来。

科学备孕是保障妇幼健康的重要内容，也是目前少子化、人口老龄化严峻形势下需要关注的重点问题。科普生殖健康知识可以增强全民优生优育意识，提高生育水平，提高出生人口素质，降低出生缺陷发生的概率，降低生育、养育、教育成本，助力营造生育友好社会氛围，促进人口高质量发展。

备孕是人生非常重要的阶段，是优生优育的"种子工程"。为了帮助备孕夫妻提高怀孕成功率、减少孕期女性的并发症和胎儿发育异常的风险，在备孕道路上"扫雷避坑"，保障母婴健康，以北京协和医院专家为核心，整合全国优质医疗资源，联合各地多家中西医医院近百名医护人员，共同编写"科学备孕系列丛书"《备孕常识 优生须知》分册。通过一问一答的形式，本书全面系统地阐述了备孕期的生理、心理变化，存在的误区，如何应对生活中的突发情况，并从备孕期男性/女性的营养、运动、体重管理、生活方式、保健常识、优生须知等方面进行多维度阐述及科学备孕指导。把晦涩难懂的医学术语，用通俗易懂的语言表达，注重让备孕夫妻及其家属看得懂、记得住、学得会、做得到，贴近生活，有极强的可读性、趣味性和实用性。本书可以让大家明白备孕期男女双方的健康状况直接影响生殖健康和胚胎发育，要为优生宝宝做好准备。

　　这是一本备孕家庭必备的"口袋书"，也是医务工作者实用的"工具书"，适合广大读者阅读参考，为生育助力解忧，让我们一起迎接新生命的到来!

编者
2024 年 12 月

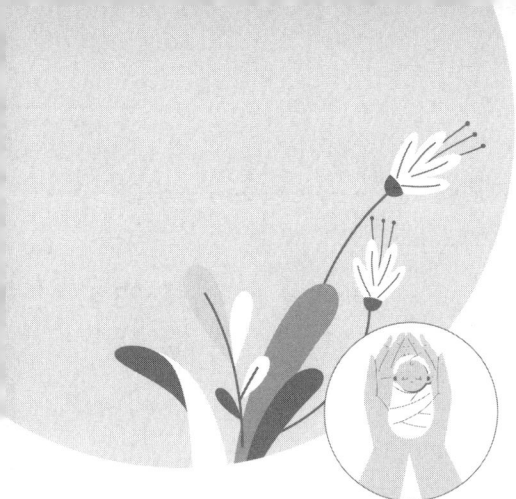

目 录

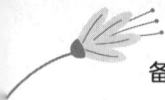

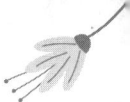

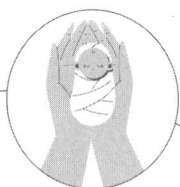

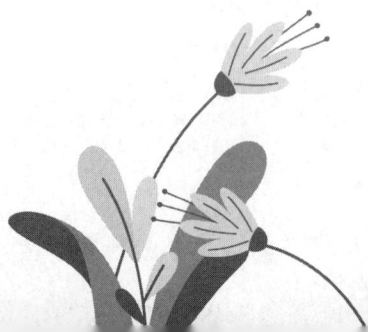

男性备孕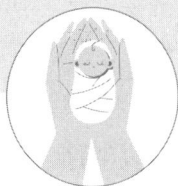

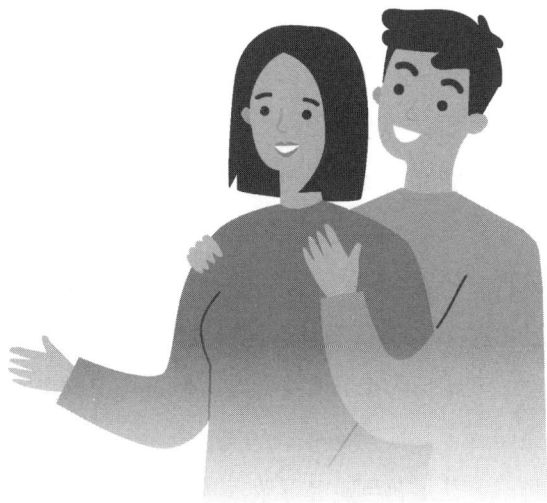

当年的痄腮毁了他的"父亲梦"

♥ 痄腮有什么"威力" ♥

1. 什么是痄腮

痄腮不就是一种炎症吗？它能有什么"威力"？确实啊，痄腮是一种炎症，全名叫流行性腮腺炎，简称痄腮，又名"流腮""猪头疯""蛤蟆瘟"等。它是由腮腺炎病毒引起的一种以腮腺肿大为主要临床特征的急性呼吸道传染病。

2. 痄腮是如何传播的

人是唯一的传染源，大多数人在感染后可获得终身免疫，但也有少数情况可能会再次感染。那么痄腮是怎么得的呢？腮腺炎病毒主要是通过飞沫在人和人之间传播，而孕妈妈如果在孕早期感染了腮腺炎病毒也可能会通过胎盘传染给胎儿。腮腺炎病毒对所有人是"一视同仁"的，谁都有可能感染；所以说痄腮的易感人群是所有人。

3. 痄腮到底有什么"威力"呢

其实啊，痄腮本身并没有什么可怕的。可怕的是它导致的其他问题，如肌肉疼痛、头痛、乏力、食欲差，以及发热、心慌、胸闷，甚至有可能会导致耳聋。这些都是流行性腮腺炎病毒惹的

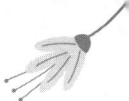

"祸",病毒走到哪儿,哪儿就有危险。

♥ 被疡腮波及的"小蝌蚪" ♥

如果腮腺炎病毒跑到"小蝌蚪"的家,那么"小蝌蚪"就要遭殃了。难道疡腮还会影响"小蝌蚪"?大夫,腮腺距离"小蝌蚪"家那么远,怎么会受影响呢?常言道:"城门失火,殃及池鱼。"腮腺炎病毒对睾丸有很强的亲和力,它会长途跋涉来到"小蝌蚪"的家。幸亏啊,"小蝌蚪"有两个家,如果一个受到影响,可能影响不大。但是如果两个睾丸都受到影响,那么男性的生育能力就要受到影响了:轻则"小蝌蚪"减少,生育力下降;重则导致睾丸破坏,失去产生精子的能力,这样就没有"小蝌蚪"了,导致男性不育。

♥ "小蝌蚪"家园保卫战——远离疡腮 ♥

1. 一级预防

我们必须远离疡腮,保卫"小蝌蚪"的家园。前面我们提到过,疡腮是一种终身免疫性疾病,所以,预防是很重要的。防患于未然是最好的办法,注射疫苗就是疡腮的一级预防。常用的疫苗有三种:单价腮腺炎疫苗,麻疹和腮腺炎二价疫苗,麻疹、腮腺炎和风疹的三联疫苗。

2. 二级预防

如果不幸感染了腮腺炎病毒,就要积极地治疗,注意休息、勤饮水、多吃蔬菜水果,需要服用相应的抗病毒的西药和中药。除了治疗腮腺炎本身,我们还希望能够防止腮腺炎病毒侵犯其他部位,比如睾丸。

3. 三级预防

如果并发了睾丸炎，不要慌乱，此时需要进行中西医结合内治外敷治疗，共同阻止病毒对睾丸的影响，降低对男性生育力的影响。另外，青少年和成年人的感染更要重视，因为流行性腮腺炎病毒对发育成熟的睾丸组织，产生较大的影响，所以千万不要因为自己是大人而不重视，不然就有患无精症的风险。

温馨提示。

痄腮"威力"大，侵犯睾丸能害"娃"，三级预防控制它。

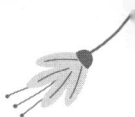

准爸爸如何成为一名优秀的"射手"

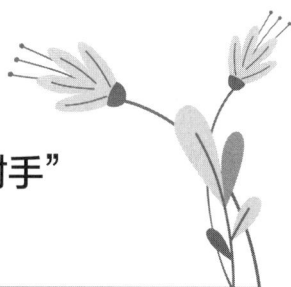

在过去几十年里，男性平均的精子数量显著降低，20% 的男性精子数量低到影响妻子怀孕，50% 的不育病例与男性有关，30% 的不育病例男性占主要因素。那么，男性如何成为一名优秀的"射手"？

❤ 影响男性生育的四个重要的因素 ❤

1. 心理压力（stress）

心理压力对男性生育有显著的影响。心理压力不仅影响夫妻感情，长期不育的夫妇会产生失望、挫败、抑郁等情绪，导致夫妻自尊心降低，并会产生更低的性生活满意度，更低的幸福感，以及高度紧张的夫妻关系，引起严重的婚姻问题。另外，心理压力对生殖方面的影响可能表现出性欲减退、勃起功能障碍、射精功能障碍、精液参数异常及激素变化引起的性腺功能降低。

所以成为一名优秀的"射手"，第一步就是缓解压力。夫妻之间应该加强沟通交流，然后抽出时间进行身体锻炼和放松，同样可以缓解压力，还可以到生殖中心的心理咨询门诊，求助专业的人员。

2. 高温（heat）

人类睾丸的生理温度是 32～35℃。生殖细胞对热非常敏感，阴囊温度升高可以引起生殖上皮的萎缩，所以久坐、穿紧身内裤、蒸桑拿、热水浴，以及高热、肥胖、精索静脉曲张、隐睾等疾病都可以引起睾丸热损伤。此外，从事电焊工、厨师、司机、烘焙师等职业，也可能会出现生育力低下的情况。

所以想成为一名优秀的"射手"，第二步就是避免高温，改善生活习惯，控制体重。

3. 肥胖（obesity）

身体质量指数，即 BMI（Body Mass Index）指数，简称体重指数，是一个国际上常用的衡量人体胖瘦程度及是否健康的标准。计算公式为 BMI＝体重（kg）÷身高（m）的平方。根据《肥胖症诊疗指南（2024年版）》，可根据体重指数分为低体重、正常体重、超重及肥胖，具体见表1。

表 1　体重指数分类

低体重	$BMI<18.5kg/m^2$	超重	$24kg/m^2 \leqslant BMI<28kg/m^2$
正常	$18.5kg/m^2 \leqslant BMI<24kg/m^2$	肥胖	$BMI \geqslant 28kg/m^2$

肥胖除了前面提到的会使阴囊温度升高，还可引起雄激素水平的下降，雌激素水平的升高。此外，肥胖会使勃起功能障碍的风险增加 30%。

因此，成为优秀的"射手"，第三步就是减肥，适当的体育锻炼，不吃油炸食品，少吃甜食，保证充足的睡眠。

4. 有害物质（toxins）

男性接触烟草、酒精、重金属、杀虫剂、电离辐射等都会影响精子质量。这些因素会产生过量的活性氧，激活机体的氧化应激反应，从而引起精子质量的下降。因此，准爸爸备孕期间，除

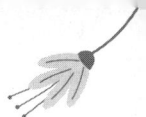

了尽量避免接触这些有害的物质，还可以口服复合维生素，多吃富含抗氧化物质的食物，比如菠菜、鱼类、燕麦、豆类、浆果、苹果等。

所以成为优秀"射手"，第四步就是避免接触有害物质，忌烟、酒，可以补充复合维生素、锌、硒，多吃能够提高生育力的食物。

男性太胖了会影响老婆怀孕吗

❤ 肥胖的定义 ❤

BMI≥28kg/m² 为肥胖。

❤ 男性肥胖和精子有关系吗 ❤

肥胖男性容易患少精子症、弱精子症、畸形精子症，受精能力下降，降低妊娠率，原因如下。

1. 体内脂肪过多，会导致性激素的分泌出现异常，甚至出现精子脱氧核糖核酸（DNA）碎片率增高，降低了妊娠成功率。

2. 过于肥胖还会严重影响男性的性能力，会使男性出现阳痿、早泄、性欲减退等性功能障碍疾病。

3. 阴囊部位脂肪组织过多，导致阴囊温度增高，不利于精子的形成，也会降低精子的质量，从而影响到男性的生育能力。

❤ 男性肥胖和怀孕的关系 ❤

肥胖男性的精子容易出现精卵结合障碍、结合后的胚胎发育潜能下降，出现生化妊娠、胚胎停育等情况。出生后的子代也容易发生肥胖、高血糖、血管功能障碍、注意力不集中等。

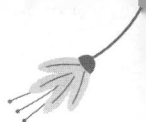

　　相关研究报道称，男性减重后，精子质量改善，配偶的受孕率升高。因此，夫妻坚持合理饮食、运动减重，保持健康的生活方式是早日好"孕"的基石。

妻子备孕，丈夫需要做哪些检查

❤ 备孕是女性的事吗 ❤

很多人理所应当地认为备孕是女性的事，生孩子也是女性的事，女性需要做孕前检查，让男性也做相关孕前检查的时候就很抵触，其实男性备孕检查也非常重要。

女性在孕前三个月就开始补叶酸，叶酸对男性来说也非常关键。生孩子不仅仅是女性的事，一个健康宝宝的出生，首先是母亲提供优质的卵子，其次是丈夫要提供优质的精子，只有优质的精卵结合以后，才能形成一个健康的宝宝。

❤ 妻子备孕，丈夫需要做哪些检查 ❤

1. 全身一般情况的评估

主要是对身高、体重、血压进行测量。了解体型、体毛分布、肥胖程度及异常的脂肪分布、是否有男性乳腺发育等。对于过于肥胖的男性，容易出现精液质量的下降，因此备孕前的减肥是非常有必要的。与此同时，一些特异性的体征或者面容也可以提示一些遗传方面的疾病。

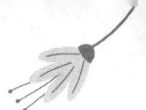

2. 精液检查

精液检查是评估男性生育力简单且直观的方式，内容主要包括精液液化时间、精子数量、精子活力、精子畸形率、精子形态、精液 pH 值等，是备孕前必不可少的检查项目，可以为我们的优生优育做好准备。因为只有优质的精子，才能保证更好的怀孕，而当出现畸形精子，比如小头精子、双头精子、双尾精子，甚至其他畸形精子，或精子活力差、精液密度低，会导致女性反复流产或胚胎停育或不孕不育。

3. 生殖系统检查

这属于备孕前重点需要关注的部分，应逐一检查阴茎、阴囊、睾丸、附睾、输精管、精索，必要时需了解前列腺的情况，如前列腺有无肥大、有无炎症等。通过检查大致判断生殖系统方面是否存在生殖和生育疾病，如隐睾、精索静脉曲张、先天性输精管缺失、鞘膜积液等。

4. 传染性指标检测

传染性指标检测包括甲型肝炎病毒、乙型肝炎病毒、丙型肝炎病毒、梅毒、人类免疫缺陷病毒（HIV）、淋球菌等，因为这些病原体导致的疾病是可以相互传染的，可能影响宝宝的健康。一旦指标出现异常，可能影响怀孕或者孕期胎儿发育，需要在医生指导下，做进一步的检查或治疗。因为我们都知道假如感染了HIV，女性怀孕、分娩还有哺乳都能直接传染给胎儿或婴儿。对男性来说，性传染病也会影响精子的质量。

5. 其他检查

性激素的检查，主要判断男性的激素水平是否正常，特别是雄性激素水平，因为雄激素水平会影响男性的性功能和精子质量。还需关注孕激素和少量的雌激素，从而评估男性激素水平是否同步化、有序化。通过以上相关检查判断出是否有优质的精子。

医生还要重点询问精神病、遗传病等，必要时需要进行染色体、血型等检查。当然，染色体检查这项检查对于严重少弱精子症、无精症者来说非常重要，以此排除一些与遗传相关的疾病出现的可能，避免胎儿将来严重畸形。而染色体核型异常的男性，其精子可能会出现遗传物质的缺失、重复，这样的精子与卵母细胞结合并受孕，会使胚胎遗传物质出现异常，容易导致流产或胎儿停止发育。

女性备孕

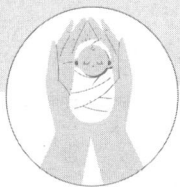

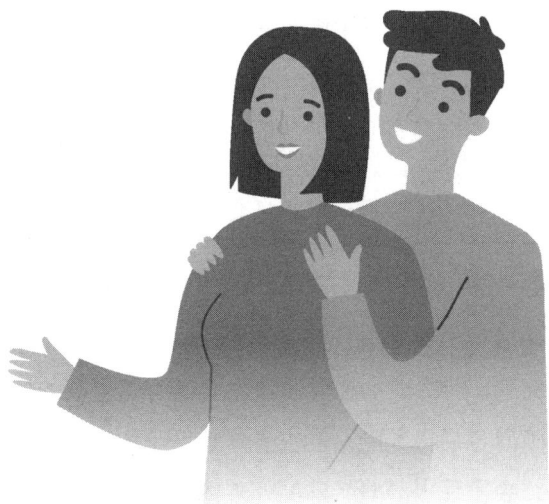

开怀畅饮，肚里的小宝宝是否也感受到快乐呢

❤ 酒精对宝宝有什么影响 ❤

1. 酒精会影响精子和卵子的质量

酒精会影响肝功能，而肝脏是激素代谢的主要器官，如果肝功能受到影响，激素的分解和代谢发生异常，准爸爸、准妈妈的生殖、内分泌功能也会受到影响，从而影响精子和卵子的发育成熟；另外，酒精的毒性作用直接杀伤精子、卵子，导致精子、卵子畸形或死亡，精子和卵子质量下降，最终引起不孕、胚胎停止发育、流产等。

2. 酒精会影响胎儿生长发育

酒精损害胎盘的功能，影响胎儿通过胎盘从母体获得足够的营养，从而导致胎儿生长发育受限、低体重，甚至胎死宫内；酒精通过胎盘、脐带进入胎儿体内，胎儿缺乏成人分解代谢酒精的各种酶，酒精会直接杀伤胎儿生长发育中的各种细胞，导致胎儿畸形；酒精还会干扰胎儿维生素 A 的代谢，维生素 A 对胎儿的皮肤、神经、心血管系统发育都有着重要的影响，维生素 A 代谢障碍容易导致胎儿发生多器官系统的畸形。受酒精毒害严重的胎儿会呈现出一些特殊的外貌体征，如小个子、低体重、小头、小

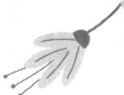

耳朵、小眼裂、塌鼻梁、短下巴，还伴有智力低下、学习困难、行为障碍及多发的畸形等，这些表现称为"胎儿酒精综合征"。

综上所述，酒精对宝宝的危害是非常大的。

♥ 酒后意外怀孕的宝宝是否必须流产呢 ♥

流产有风险，决定需谨慎！建议请专科医生进行评估，慎重地作出决定。评估内容包括酒精摄入量、喝酒的时间及评估胎儿是否受到影响，能否继续妊娠。

酒精摄入量（g）= 摄入酒的度数（%）×量（mL）×0.8（酒精的密度），例如，喝了100mL 52%的白酒，摄入的酒精量为0.52×100×0.8等于41.6g。根据《中国居民膳食指南》推荐，男性每日的酒精摄入量不应超过25g，女性不应超过15g，对于备孕的准爸爸、准妈妈来说，为了减少对胎儿的不利影响，酒精摄入量越少越安全。

除了评估喝酒的酒精摄入量，还要关注喝酒的时间长短，长期大量酗酒和偶尔一次的开怀畅饮相比较，前者的致畸风险更大。

为了排除饮酒对宝宝的影响，还需要规范产检，比如抽血、B超、唐氏筛查、羊水或者脐血的产前诊断等，各项指标正常，才可以继续妊娠。

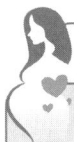

温馨提示

开怀畅饮，宝宝不快乐！喝酒伤身还伤宝宝，人生得意须珍重，莫使金樽对娇娃。建议：

1. 在计划怀孕前6个月，准爸爸、准妈妈应当戒酒。
2. 孕妈妈在整个孕期都应戒酒。

"造人"，备孕女神还能抽烟吗

❤ 香烟会引起心脏及肺部的损害 ❤

长期吸烟，烟雾中的焦油等有害物质附着于肺，使得肺部的支气管黏膜上的纤毛受损，纤毛变短了，直接影响了它的清除功能，容易引起支气管的阻塞。长期抽烟的人容易出现咳嗽、咳痰等症状，最终发展为慢性的气管炎、肺气肿等呼吸道疾病。

香烟里的尼古丁和焦油是引起肺癌的主要因素之一。烟雾里的尼古丁通过肺部进入血液，损伤血管内皮细胞，引起周围血管和以心脏的冠状动脉为主的大血管的管壁变厚，血管管腔狭窄了，血流就减慢，造成心肌缺血。

烟雾中的一氧化碳与红细胞中的血蛋白结合，影响了红细胞的血氧能力，造成组织缺氧，诱发了冠状动脉的痉挛，引起心肌缺氧加重。由于心肌缺氧，使心肌应激性增强，容易诱发心室颤动，随时可能发生猝死。

❤ 香烟会影响生殖功能 ❤

研究发现，导致卵巢功能早衰的十大元凶中，排在第二位的就是抽烟。香烟中的尼古丁使成熟的卵母细胞减少，卵泡的质量

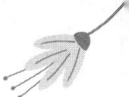

下降，还引起卵巢的储备功能下降，引起卵巢功能早衰。另外，尼古丁会抑制卵巢中的芳香化酶，芳香化酶分泌减少会导致雌激素分泌减少。雌激素下降会引起子宫内膜变薄，就容易发生流产。根据中国营养学会《备孕妇女膳食指南》指出，烟草中的有害成分通过血液循环进入人体的生殖系统后，会直接产生毒性作用。如果备孕女性经常吸烟，会增加下一代发生畸形的风险。

尼古丁还能破坏输卵管。有研究以仓鼠为实验对象，发现尼古丁可以抑制输卵管平滑肌的收缩，使其运动率降低了 99.4%，纤毛摆动率降低了 70%，影响输卵管的运输功能，进而导致输卵管的功能下降，从而导致异位妊娠的发生。研究还发现了尼古丁含量越高，那么异位妊娠的发生率就越高。

温馨提示

抽烟既会让心脏和肺部受损，也影响卵巢、子宫的功能，还破坏了输卵管。所以准备"造人"的准妈妈请在怀孕前 6 个月就要开始戒烟，远离吸烟环境。

准备要宝宝，还能和小猫小狗一起玩耍吗

现在很多家庭都养了小猫小狗，一到准备要娃时就可能引起纷争：一方面因为担心养宠物会影响胎儿健康，要将猫狗送走，另一方面因为喂养多年，与小猫小狗有了家人般深厚感情而不舍得分开。

那么准备要宝宝，还能和小猫小狗一起玩耍吗？

小猫小狗对备孕女性有利有弊，但是"不怕一万，就怕万一"。所以还是强烈建议备孕的准妈妈们，在备孕及怀孕期间最好不要再和小猫小狗一起玩耍！

小猫小狗对备孕女性有些什么利与弊呢？

正如大家知道的，小狗非常护主、忠诚，主人交代的任务会不折不扣地完成，并且会舍身守护主人。它智力惊人，可以被训练得理解我们的语言、面部表情和手势，嗅觉、听觉也很灵敏，从而被我们充分利用，训练成了搜救犬、导盲犬、缉毒犬等。但是狗狗是户外活动的动物，容易被寄生虫附身，常见的就有跳蚤和蜱虫，这些都是可以传染给人的。

小猫呢？小猫贪睡，非常爱干净，每天都要睡上十四五个小时，醒着时，经常可以看见它用舌头去舔毛、爪子、胡子。小猫既任性又好奇，不太听主人的话，所以即使它的听力、嗅觉也很

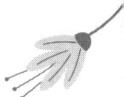

灵敏，却不容易被我们利用。对于任何物体，小猫都好奇，特别是对移动的物体，比如毛线球，它总是乐此不疲地玩耍。它机灵好动，爱抓人，上蹿下跳，经常抓伤主人。猫咪身上也有很多寄生虫，常见的有蛔虫、钩虫和弓形虫。

对于女性来说，与小猫小狗相处可以相对减少生活压力，减少孤独感，提升幸福感；在与它们嬉戏玩耍时，可以避免产生抑郁情绪，减少抑郁症的发生；带着它们出行时，可能会引来别人的主动搭讪交流，可以改善人际交往，增加社会的认同感；另外，有的妈妈还会想和娃一起养宠物的话，可能会让娃更有信心、耐心和爱心。

但是，小猫小狗对孕妈妈的不利也是显而易见的。如小猫小狗身上的寄生虫可能传染给孕妈妈，甚至影响腹中的胎儿；有的人可能对毛发过敏；或者被猫狗直接伤害。

我们以弓形虫为例。小猫是弓形虫的终末宿主，猫咪排泄的粪便中可能有使人直接感染的弓形虫卵囊，如果准妈妈不注意的话，就可能感染弓形虫，弓形虫可是会导致胎儿畸形的！

小猫小狗脱落的毛发可能引得主人打喷嚏、皮疹、瘙痒等不适。而小猫的抓伤、小狗的撞击及遛狗时被过度地拖拉，都可能引发准妈妈们的意外伤害，有时甚至要去医院包扎和打狂犬疫苗等处理呢！

所以，再次强烈建议备孕的准妈妈们，在备孕及孕期最好不要和小猫小狗一起玩耍。因为，小猫虽可爱，小狗也护主，但为宝宝好，两者皆可抛。

狂犬疫苗小常识

❤ 什么是狂犬病 ❤

狂犬病是人和动物共患的急性传染病，潜伏期 1~3 个月，但如果正确处理，几乎 100% 可预防。

❤ 狂犬疫苗的作用 ❤

接种狂犬疫苗后，身体会产生抗狂犬病毒的抗体，同时还能清除游离的狂犬病毒，进而阻止狂犬病毒的繁殖和扩散，从而有效地预防狂犬病。

❤ 狂犬疫苗的类别 ❤

疫苗可分为减毒活疫苗、灭活疫苗和其他疫苗。狂犬疫苗是灭活疫苗，狂犬疫苗有第一代、第二代、第三代，我国市场流通使用的是第三代狂犬疫苗。

1. 减毒活疫苗

减毒活疫苗为毒性减弱的活疫苗。

2. 灭活疫苗

经过处理后，灭活疫苗已丧失了感染性和毒性，但依然保持

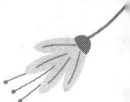

了它的有用成分免疫原性。

💜 狂犬疫苗对怀孕的影响 💜

中国疾病预防控制中心的文件指出，妊娠妇女几乎能对狂犬疫苗产生正常的免疫应答，且对胎儿不会造成不良影响。

世界卫生组织的相关文件指出，孕妇及哺乳期妇女接种狂犬疫苗是安全有效的。

💜 备孕期接种狂犬疫苗小贴士 💜

狂犬疫苗接种后多久可以怀孕？有四针程序和五针程序，全程接种完即可备孕！

1. 四针程序

第 0、7、21 天，注射三次，第一次在左右侧三角肌各注射一次，剩余的两次，每次注射一针。

2. 五针程序

第 0、3、7、14、28 天，每次需要注射一针。

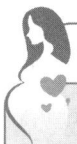

温馨提示

被咬伤后尽快全程接种狂犬疫苗！

全程接种完就可以怀孕！

接种狂犬疫苗后怀孕不需要做人流！

吃了紧急避孕药，孩子能不能要

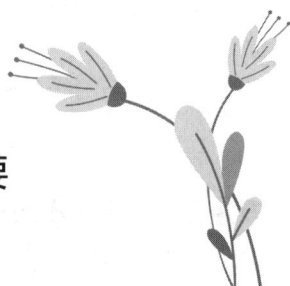

♥　吃了紧急避孕药却怀孕的原因　♥

首先我们要知道，怀孕是怎么发生的。精子和卵子在输卵管里相遇，24 小时内完成融合，形成了受精卵。在接下来长达数天的时间内，受精卵一边分裂，一边借助输卵管的蠕动和上皮纤毛的推动，不断向宫腔方向移动。在受精后的 6~7 天，受精卵成功到达了宫腔，通过定位、黏附和侵入，完全埋入子宫内膜中。这一步，叫受精卵着床，也叫怀孕。

紧急避孕药的作用就是推迟或阻止排卵，从源头上避免精子和卵子结合。有人说："我是严格按照说明书，在性生活后 72 小时内服用的紧急避孕药，为什么还会怀孕？"因为说明书里的 72 小时，是指精子在输卵管内的生存时间最长是 72 小时，在这段时间内阻止排卵，就可以预防怀孕的发生。但是如果紧急避孕药在排卵后才服用则为时已晚。所以，如果服用的时间太晚，或者由于发热、呕吐没有补服，都有可能会导致受精发生，最终避孕失败。

♥　紧急避孕药对孩子有影响吗　♥

服用紧急避孕药，无论是方法失败或是使用失败，都存在

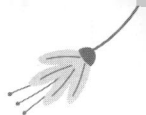

着可能怀孕的情况。对于坚决不想要孩子的人来说，可以选择人流，但是对于另一部分人来说，就非常痛苦了，一方面想要孩子，另一方面又担心不良反应。其实这个问题世界卫生组织在几年前就给出了关于左炔诺孕酮类紧急避孕药的声明。在这个声明中指出，目前没有数据提示服用该药物后分娩的孩子比未服药者流产率、畸形率和新生儿并发症发生率升高。而对于米非司酮来说，目前还没有充分的数据说明它对胚胎是否有影响。其次，大量的临床研究及试验证实，孕早期（从最后一次月经的第一天开始，往后数 28 天时间内）用药或者接受了 X 线照射，对宝宝的影响只有两种结果：要么没有受到任何干扰影响，继续妊娠，正常孕育；要么受到不利影响，自然淘汰，流产出局。也就是说，只要留下来的就是好的，并不会出现人们所担心的发育异常畸形。这就是国际上公认的孕早期"全或无"理论。因此，如果服用过一次避孕药后真的怀孕了，只要没有自然流产，就没有必要因为服用过紧急避孕药而选择放弃妊娠。

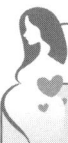

温馨提示

紧急避孕药只是紧急情况下的补救措施，并不是"事后万能药"。

吃溴隐亭怀上了宝宝，能要吗

❤ 溴隐亭是什么 ❤

溴隐亭是一种多巴胺受体激动剂，通用名是甲磺酸溴隐亭片，是治疗高催乳素血症、垂体催乳素瘤的首选药物。

❤ 什么是高催乳素血症 ❤

催乳素由颅内的垂体分泌，作用于乳腺，促进乳汁分泌，催乳素分泌受下丘脑分泌的催乳素释放因子和抑制因子调节，并负反馈作用于下丘脑。当血清里的催乳素水平异常增高时，下丘脑受到负反馈抑制，使催乳素释放因子分泌减少，而催乳素抑制因子多巴胺分泌增加，以降低催乳素水平。但下丘脑抑制也会导致其他激素分泌减少，比如促性腺激素释放素（GNRH）的分泌减少，垂体分泌的促黄体素（LH）、促卵泡激素（FSH）分泌减少，卵泡发育障碍，卵泡合成的雌孕激素减少，从而引起月经量减少甚至闭经，以及排卵障碍性不孕。所以，高催乳素血症是一种由多因素引起的血清催乳素水平持续高于正常值的一种异常状态，临床表现为非哺乳期乳汁分泌，排卵功能障碍引起的闭经、月经稀发、月经量少及不孕。

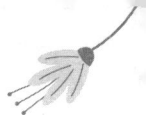

❤ 溴隐亭是治疗高催乳素血症的克星 ❤

溴隐亭是多巴胺受体激动剂，多巴胺是催乳素抑制因子，所以溴隐亭能降低催乳素的水平，抑制垂体催乳素瘤的生长，恢复排卵和月经。

❤ 溴隐亭对宝宝安全吗 ❤

美国食品药品监督管理局把药物对妊娠期使用的安全性分为5级——A、B、C、D、X。A级最安全，对孕妇没有危险；B级比较安全，在有指征时可以慎重使用；C级在动物研究当中有毒性，但人体研究资料不充分，用药的时候可能受益大于危险，充分权衡利弊可以使用；D级已经证实对人体有危险，尽量避免使用；X级对人体危险性大于受益，严禁使用。溴隐亭属于B级药物，是相对安全的，所以在有指征的情况下可以使用。很多学者做了相关研究，证据表明在妊娠初期服用溴隐亭并不增加胎儿的风险，有荟萃分析（meta-analysis）结果显示，垂体催乳素腺瘤患者在妊娠期服用溴隐亭可以降低流产的发生风险，同时没有增加早产、新生儿畸形、低体质量儿等的发生风险，所以溴隐亭是安全的。

温馨提示

吃溴隐亭怀上了宝宝是完全可以要的。

天天吃蔬菜水果，还要吃叶酸吗

近年来，叶酸之名风靡整个孕圈，备孕期补充叶酸已逐渐成为共识，也成了每个准妈妈的必备常识。但到底是食补好还是药补好呢？

大家都认为"药补不如食补"。如果天天吃蔬菜水果，还要不要额外吃叶酸片？

众所周知，叶酸在人体内不能合成，只能从外界摄入。深绿色蔬菜、柑橘类水果中富含叶酸，可它们到底含有多少叶酸？如果天天吃蔬菜水果，对于备孕期的准妈妈来说叶酸够不够？

叶酸，也叫维生素 B_9，是一种溶于水的维生素，它最早从菠菜里提取，广泛存在于深绿色蔬菜、柑橘类水果、豆类、坚果类、动物肝脏里，是人体细胞正常生长和 DNA 合成必需的物质，是宝宝发育过程中必不可少的营养物质，可以治疗因叶酸缺乏所引起的贫血，也是孕妇的营养补充剂。

可即使是公认含量丰富的蔬菜里所含的叶酸量也不是很高的。100g 芦笋中只含有 150μg，也就是 0.15mg 的叶酸，更别说其他含量低的食物了。

叶酸的吸收主要在空肠近端。从空肠到结肠、小肠，吸收率是逐渐降低的。天然叶酸主要在小肠吸收，其吸收率就可见一斑

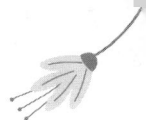

了。备孕的准妈妈体内的叶酸在满足自身代谢需要的同时，还要为胎儿生长发育做准备，一人补充，两人在用，光吃蔬菜水果怎么够呢？

如果叶酸缺乏，对宝宝和孕妈都有不小危害！

胎儿早期在妈妈肚子里需要进行神经管的发育与闭合，如果叶酸缺乏，就容易造成胎儿神经管闭合不正常，出现无脑儿、脊柱裂等神经管畸形。胎盘是给宝宝提供营养的重要器官，若补充叶酸胎盘可以得到很好发育，但若叶酸缺乏就会受到一定的影响，从而影响宝宝的生长发育，甚至引起流产。而对孕妈妈来说，叶酸缺乏可能导致妊娠高血压综合征及血栓性疾病的发生，从而增加流产、早产、先兆子痫、死胎等风险。

而且天然叶酸的结构不稳定，存放、烹煮也可能再让蔬菜水果中的叶酸水平下降。在 20℃室温封闭的容器里保存 4 天，叶酸水平下降 50%，长时间烹煮会损失 50%~90% 的叶酸，有人推算，以准妈妈每天补充 0.4mg 叶酸来计算，如果全部从食物中获得，那就要吃 44 个中等大小的西红柿，或喝 17 杯橙汁，或 200 个中等大小的红苹果。而且，这是一天的量！还没算上受药物、酒精、其他营养素缺乏等因素影响吸收的量呢！

所以，单纯通过改变饮食结构，多吃蔬菜水果是远远不能满足准妈妈所需要的叶酸量的，还是要补充药物叶酸。

温馨提示

天然虽然妙，吸收却不高，若为宝宝好，叶酸要补到。

怀孕做了 X 线检查，宝宝会畸形吗

♥ X 线是什么 ♥

1895 年 11 月 8 日，德国科学家伦琴在实验时意外发现了 X 射线，也称"伦琴"射线。X 射线是一种频率极高、波长极短、穿透性很强的电磁波，达到一定剂量照射时能产生电离辐射，使人体的组织细胞发生损伤、抑制、死亡或产生遗传变异，具有一定的辐射危害。在医学领域，X 射线被广泛用于透视、摄影、计算机断层扫描等相关医学检查和放射治疗。

♥ 常见 X 线检查对胎儿的辐射剂量 ♥

常见 X 线检查对胎儿的辐射剂量很小，具体剂量与检查部位、检查手段和时间有关系，具体见表 2。

♥ 不同孕周 X 线的辐射致畸剂量 ♥

1. 受精 2 周以内遵循"全或无"理论

受精 2 周以内如果接受了 50～100mSv 甚至更大剂量的 X 线照射，可能会对胎儿造成影响。但这是一个"全或无"的效应，即要么全影响，导致胚胎流产，要么无影响，胚胎继续正常发育。

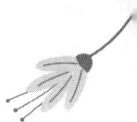

表2 常见 X 线检查对胎儿的辐射剂量

检查类型	胎儿受辐射剂量 （mSv）
极低剂量检查（＜0.1mSv）	
颈椎 X 线检查	＜0.001
四肢 X 线检查（一侧上肢或下肢）	＜0.001
钼靶摄影（两个方位）	0.001~0.01
胸部 X 线检查（两个方位）	0.0005~0.01
低到中剂量检查（0.1~10mSv）	
X 线检查	
腹部 X 线检查	0.1~3.0
腰椎 X 线检查	1.0~10
静脉肾盂造影	5~10
气钡双重灌肠造影	1.0~20
CT	
头、颈部 CT	1.0~10
胸部 CT 或 CT 肺动脉造影	0.01~0.66
限制性 CT 骨盆测量（经股骨头单轴面成像）	＜1.0
核医学	
低剂量灌注显像	0.1~0.5
^{99m}Tc 显像	4~5
高剂量检查（10~50mSv）	
腹部 CT	1.3~35
盆腔 CT	10~50
全身 PET/CT	10~50

2. 受精 2 周后对胎儿的影响与胎龄和受辐射剂量有关

受精 2 周以后，X 线检查对胎儿的影响与胎龄和辐射剂量有关，达到一定阈值以上，才会致畸，具体见表 3。

表 3　不同孕周的辐射致畸剂量与影响

孕周	辐射致畸剂量阈值 （mSv）	可能影响
2～8 周	200～250	先天畸形或生长受限
8～15 周	60～310	重度智力障碍（高风险）、小头畸形
16～25 周	250～280	重度智力障碍（低风险）

由表 3 可知，孕早期 X 线辐射剂量在 60mSv 以上才可能致畸，相当于拍 6000 次以上的胸部 X 线检查或是 100 次胸部 CT，这在一般情况下是不可能发生的。

♥　小结　♥

X 线具有辐射性，但是怀孕以后单次的 X 线检查，辐射剂量一般不会造成宝宝畸形。建议孕期女性尽量避免不必要的 X 线检查，已经做了 X 线检查的孕妈妈，不要盲目堕胎，建议专科评估孕周和接受的辐射剂量。

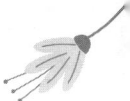

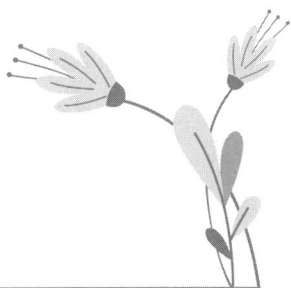

怀孕能不能做阴超

很多刚怀孕的妈妈到医院就诊时，医生都会开出超声检查单。可到了超声科诊室，一听超声医生说要做"阴超"时——

"什么？我明明是做 B 超啊，怎么是阴超？"

"我才怀孕一个多月，做阴超会不会流产？"

"阴超"真的那么可怕吗？孕早期为什么要做阴超呢？

💜 已经知道怀孕了，为什么还要做超声检查 💜

结合妊娠试验阳性指标，医生首先需要排除是否存在异位妊娠的可能。如果是宫内怀孕，还要确定孕囊位置、数目、胚芽发育情况。对于月经不准的孕妈妈，还可通过测量的数据准确地推算预产期。对于有剖宫产史的准妈妈，医生需要排除孕囊会不会着床在剖宫产切口上。超声还可以尽早地发现子宫、附件异常，如子宫畸形、子宫肌瘤、附件区肿块等。不是所有的怀孕都有一个好的结局，超声能起到一个很好的"排雷"作用。

💜 腹超和阴超，应该怎么选择 💜

妇产科超声按照常见的检查方式，分为经腹部超声（腹超）和经阴道超声（阴超）。腹超检查时，超声波需要透过腹壁、充盈的膀胱（需提前喝水憋尿），才能看到深部的子宫和卵巢。阴超则是将细长的超声探头套上一次性薄膜，放入阴道内，近距离观察子宫和卵巢的情况，无需充盈膀胱。阴超探头频率较高，细节分辨率明显优于腹超，阴超可以显示停经 36 天左右早孕的孕囊结构，而腹超则可能需要推迟一周左右才能看到。另外，腹超成像还容易受到肥胖和肠道气体的干扰而影响医生的判断。如果到了孕中期或者是病灶范围大，阴超受到频率高、穿透性低的制约而无法清楚显示，此时则需结合腹超检查。

♥　做阴超后会流产吗　♥

超声波物理性质与声波类似，不存在电离辐射和电磁辐射。做阴超时的探头只是放置在阴道内，探头表面是光滑的，不会对阴道、宫颈和子宫造成伤害，更不会触碰到宫腔内的胚胎组织。超声医师在为每一位患者检查前都会更换一次性消毒手套、消毒垫巾及检查用避孕套，检查时间不会超过 5 分钟，并且是非定点的滑行检查。医学使用的 B 超是低强度的且低于安全阈值，目前尚没有确切的文献报道提示超声检查所使用的超声波能导致胎儿畸形或流产。孕早期的流产大多是胚胎或胎儿染色体异常导致的，并不是做了阴超导致的。

早孕阴超是安全的，对判断宝宝情况是十分有必要的，请安心检查。

温馨提示

医生是不会擅自开出有伤害的检查，如果要做有伤害的检查，医生一定会提前告知。

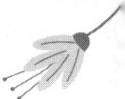

子宫输卵管造影后多久能怀孕

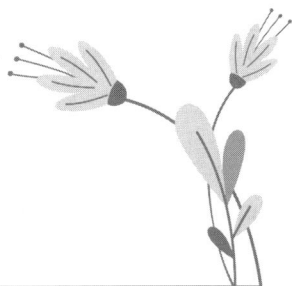

❤ 什么是子宫输卵管造影 ❤

子宫输卵管造影是一种检查输卵管通畅度、明确不孕原因的检查手段。怀孕需要准爸爸的精子和准妈妈的卵子，精子和卵子在输卵管结合形成受精卵，在输卵管的蠕动和输卵管腔内纤毛摆动的推动作用下移向宫腔，在宫腔里的子宫内膜种植，然后发育成小宝宝，这就是怀孕的过程。子宫输卵管造影就是检查这条输卵管有无堵塞的一种方法，如果输卵管道堵塞，精子和卵子无法结合，就会导致不孕。

❤ 子宫输卵管造影对怀孕有什么影响 ❤

1. 有利的影响

子宫输卵管造影是一种检查不孕的方法，能帮助我们明确不孕的原因，同时还有一定的治疗作用，可以疏通轻度粘连的输卵管。

2. 不利的影响

X线检查有一定的辐射，人们担心对胎儿发育产生不利影响，实际上X线辐射致畸的剂量和孕周是有一定关系的，一般 2 周之内致畸的辐射剂量需要达到 50~100mSv，2~8 周需要达到 200mSv，而一次子宫输卵管造影的辐射剂量约等于 5~10mSv，所以一次子宫输卵管造影不会致畸，一般来说检查次月就可以怀孕。除了辐射，人们还担心造影剂会对怀孕和胚胎造成不良的影响，子宫输卵管造影目前选择的造影剂大多数是碘水造影剂，它的黏稠度很低，流动很快，在人体的代谢也非常快，对人体的影响很小，术后次月就可以备孕。

温馨提示

目前子宫输卵管造影通常采用碘水造影剂，术后次月就能怀孕。

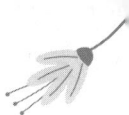

备孕期间牙齿痛，可以看牙医吗

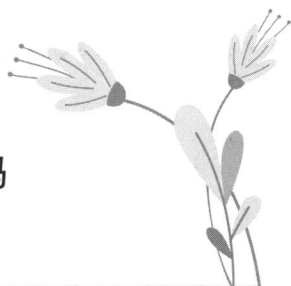

❤ 备孕为什么要做口腔检查 ❤

准妈妈在孕期时，由于雌激素水平的升高、口腔菌群的改变及免疫反应的降低，牙周组织更容易发生肿胀、发炎和出血。美国牙周病学会推荐所有备孕女性进行牙周检查和完成所需的口腔治疗。实际上，口腔检查不仅局限于准妈妈，准爸爸也要有这个意识。如果准爸爸患有牙周炎，会影响精子质量，所以准爸爸也要未雨绸缪，做好口腔准备。

虽然研究已证实怀孕期间可以去洗牙和治疗，但是考虑到实际情况，即使医生愿意为孕妇做治疗，孕妇心里也会"发毛"。与其在孕期纠结不安，不如将口腔检查列入备孕清单，轻轻松松拥有一口好牙。

❤ 我感觉牙齿挺健康的，还要看牙医吗 ❤

在现实生活中，很多人对于看牙是既恐惧又排斥的。可是看似健康的口腔背后，其实藏着很多隐患。

在龋齿的初期，很多人并没有症状。当你感到牙疼的时候，情况已经比较糟糕了。口腔中还埋藏着一个地雷——智齿。由于人类骨骼的进化比牙齿的进化要快，我们的上下颌骨已经比猿人要小得多，但是牙齿的数量、大小却没有太多变化，所以，几乎每个人的智齿都会长歪。由于它的位置靠后，很容易嵌顿食物。一旦它发生了蛀牙，也会牵连到邻近的牙齿。所以，孕前就请医生检查智齿是否有问题，是非常有必要的。

♥　口腔检查主要检查什么？疼不疼　♥

孕前的口腔检查，主要包括对牙周病、龋齿、冠周炎、残根、残冠等情况的检查。检查后要依据检查结果清洗牙齿，去除结石、菌斑及色素等有害物质，对有病变的牙齿及时做补牙、拔牙等针对性治疗。

至于疼不疼，首先我们要了解一下牙齿的构造，疼也得疼个明白。牙齿分为牙釉质、牙本质、牙髓三个部分。其中前两者本身就没有感觉，就像是指甲和头发一样的存在。只有在牙髓受到伤害或者发炎，或者牙齿周围有了炎症，才会感觉到疼痛，就像剪指甲剪到肉才会感觉到疼。这也是为什么龋齿前期牙釉质和牙本质都受到侵袭却不会感到疼痛的原因。

如果治疗过程一定会产生疼痛，那么应该怎么办？牙科也有独特的镇痛技术来解决这个问题。但是最好的无痛治牙方式，就是自己做好牙齿保护，坚持每半年一次的洁牙和牙齿检查。杜绝龋齿或者其他牙齿疾病的发生，才能做到真正无痛。

♥　备孕期间，可以拍牙片吗　♥

医生们流行一句话：离开剂量谈毒性都是耍流氓。美国妇产科协会早在 2017 年发布的相关指南就指出，X 线辐射对胎儿的

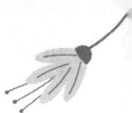

影响和风险，主要取决于两个因素：孕周和射线剂量。

妊娠0~2周，致畸剂量的阈值是50~100mSv，主要的影响是胎儿死亡；妊娠2~8周，致畸剂量的阈值是200mSv，主要的影响是胎儿先天畸形。

50mSv是什么概念？相当于连拍2500次的胸片。而一次牙科CT的辐射剂量，只有0.01mSv，一次小牙片的辐射剂量更小。而且，每个人检查前还需穿上沉重的铅衣来进行保护。所以，备孕期间拍牙片是安全的。

备孕期间牙齿痛，一定要记得去看牙医。

我抑郁了，还能"造人"吗

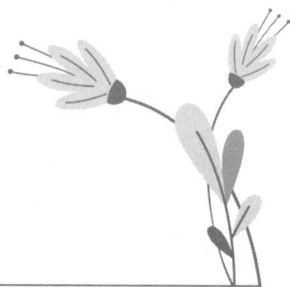

♥　准妈妈抑郁对胎儿的影响　♥

现代科学研究表明，情绪波动是影响内分泌功能的，同时减少了脑的供血量。那么当孕妇情绪过度紧张的时候，体内的肾上腺素分泌增加，从而使孕妇的心跳加快，血压升高，孕妇长期的血压升高，使全身小动脉痉挛、凝血系统激活及止血机制异常，引起胎儿生长迟缓、死胎、早产、围生期窒息等，最后导致胎儿发育异常。

孕妇在妊娠期间经常出现烦躁、抑郁、紧张、恐惧等不良情绪，可能会影响体内激素水平，其中一种肾上腺皮质激素分泌增高以后，还会影响到胎儿的上颌骨发育异常，容易造成胎儿腭裂、唇裂畸形等。

有专家对怀孕 18~32 周的孕妇进行调查研究后发现，孕妇的情绪能够通过胎盘传递给胎儿，影响其情绪调节能力。如果孕妇长期处于负面情绪中，她们生下来的宝宝在 4 岁左右可能会表现出易激动、过度活跃、无法集中注意力等。

♥　走出抑郁小贴士　♥

第一，家庭的支持。准妈妈要及时与家庭成员，尤其是准

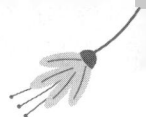

爸爸的沟通，共同分担孕前、孕期及产后有可能发生的一些常见问题。

第二，良好的生活方式。均衡的营养，适量的运动，还有充足的睡眠，做自己感兴趣的、让自己感到身心愉悦的活动。

第三，寻找专业的心理专科帮助。当准妈妈经过上面的处理，还是没能走出来的时候，建议到正规的心理机构定期学习情绪的管理和心理减压，缓解负面情绪。通过产前或产后做心理健康问题的筛查量表，准妈妈可以及时发现情绪问题，必要的时候到专业的心理专科就诊。

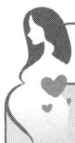

温馨提示

当准妈妈抑郁了，建议按一下"造人"的暂停键，让准妈妈的情绪处于一个平稳的阶段后，再加速前进。"磨刀不误砍柴工"，做好自己的情绪管理员，才能生出一个高智商、高情商、身心健康的宝宝。

"营"在备孕，硬核推荐三条，你知道吗

我国居民饮食准则是选择平衡膳食，在膳食宝塔里，各类食物的数和量都有了很好的指导。但对备孕女性来说，还需要在一般人群膳食指南的基础之上，特别推荐以下三条。

❤ 孕前调整体重至适宜水平 ❤

原因：①孕前体重与孕期并发症、新生儿出生体重及其死亡率关系密切。②肥胖或营养不良增加妊娠期流产、高血压、糖尿病发生的可能性，难产机会增加；增加早产、胎儿生长受限及子代成年心血管疾病及糖尿病的发生率。

建议：孕前将体重控制在正常范围，并维持在最佳的生理状态下孕育新生命。低体重备孕朋友，每天需要1~2次的加餐，适当地增加牛奶、谷物，以及鱼、蛋类的食物，同时每天适当地运动，以增强体质，促进消化吸收。超重的备孕朋友需改变不良的饮食习惯，减少高能量、高脂、高糖食物的摄入，选择富含营养和膳食纤维的食物，每天进行30~90分钟中等强度的运动。

❤ 在备孕前科学地补铁、补碘、补充叶酸，有助于优生 ❤

铁是人体必需的微量元素，它参与氧的运输和储存，促进生

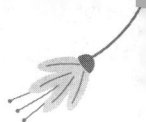

长发育及维持正常的造血功能，增强抵抗力，预防和治疗因缺铁而引起的贫血。建议科学地补铁，每天吃红肉 50～100g，每周补充动物血和肝脏 25～50g；建议每天补充富含维生素 C 的蔬菜水果 500g，可以促进身体对铁的吸收与利用。

碘可以促进甲状腺激素的合成，促进生长及神经系统的发育，参与人体的代谢。碘缺乏时，会出现甲状腺肿、子代呆小病。碘在人体内是不能自身合成的，如何进行科学补碘？备孕期间，建议除了规律食用碘盐外，每周增加 1~2 次海带、紫菜等富含碘的食物，以增强体内碘储备。

叶酸是胎儿生长发育不可缺少的营养素，对红细胞生成及蛋白质合成起重要作用。建议多吃富含叶酸的食物，如绿叶蔬菜、水果、坚果、动物肝脏和肾脏等。备孕的朋友在孕前 3 个月开始补充叶酸，每天 0.4mg，可有效降低子代神经管缺陷及畸形的发生；有发生神经管缺陷高风险的人群，每天补充 0.8mg；有过神经管缺陷生育史的女性，每天补充 4mg。在我国，给计划备孕及怀孕妇女每天补充 0.4mg 的叶酸，已成为重要的营养干预策略。

♥ 孕前保持良好的体质状况，是成功孕育新生命的重要条件 ♥

熬夜、吸烟、饮酒等不良习惯，易致内分泌紊乱、卵子及受精卵发育异常、流产、不良妊娠等。建议夫妻双方在备孕前半年，停烟停酒；保持良好卫生习惯，避免感染及接触有毒有害物质；保持规律的作息，避免熬夜及过度劳累，保证充分睡眠。夫妻双方应进行体格检查，及时发现可能存在的疾病；对于已经发现的基础疾病，需积极治疗，避免带病怀孕。夫妻双方在饮食上需遵循平衡膳食的原则，纠正营养缺乏或营养过剩；每天保证至少 30 分钟中等强度的运动，选择健康生活方式，才能保持良好的身体素质。

温馨提示

黄金身段助好"孕"，科学补充助优生，良好习惯减缺陷，这些好"孕""营"家、优生先机，您都领悟到了吗？

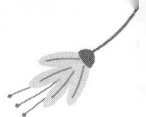

养卵助好"孕"，应该怎样"吃"

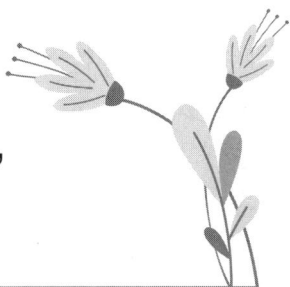

生一个健康聪明的孩子是每个家庭的共同愿望，而孕育生命是个系统的种子工程，优质的卵子和强壮的精子，才能孕育健康的孩子。

吃出健康身体，养护优质卵子。

"吃"的学问——吃什么？吃多少？

❤ 吃什么 ❤

中医讲五色养五脏，按食物颜色，红色的食物养心，绿色的食物护肝，黄色的食物健脾，白色的食物润肺，黑色的食物补肾。

日常生活中，五谷杂粮，五颜六色的食物我们都要吃。按《中国备孕妇女平衡膳食宝塔（2022）》，第一层谷类200～250g，其中全谷物和杂豆75～100g、薯类50g；第二层蔬菜水果类，其中蔬菜300～500g（每周至少一次海藻类食物）、水果200～300g；第三层肉禽蛋鱼类130～180g，其中瘦畜禽肉40～65g（每周一次动物血或畜禽肝脏）、鱼虾类40～65g、蛋类50g；第四层奶类、大豆/坚果，其中奶类300g、大豆/坚果15g/10g；第五层油和盐，食用油25g，加碘食盐5g。切记控油和控盐！

每天摄入食物的种类在 12 种以上，每周在 25 种以上。例如，谷薯类食物——白米、黑米、红米、玉米、小米、燕麦、荞麦、藜麦、紫薯、马铃薯、全麦馒头、板栗，共 12 种；杂豆类食物——绿豆、红豆、扁豆、芸豆、豌豆，共 5 种；绿叶蔬菜类食物——油菜、菠菜、生菜、小白菜、莜麦菜，共 5 种。

食物多样化，营养均衡，提倡多种食物"混搭"！

温馨提示

每天保持身体活动 6000 步；喝水 1500～1700mL，当然，还要结合个体情况及所处的地理环境等因素进行适当调节。最好的饮料是白开水。

❤ 吃多少 ❤

中国女性能量需要量显示：育龄期女性，低等强度活动量（如从事经常久坐的工作），每天需要的热量是 1800kcal。

那么，摄入 1800kcal 的热量，需要吃哪些食物？重量各是多少？

让我们先来了解一下"食物交换份"。

食物交换份，是指将常用食物按其所含营养成分的比例分类（谷薯类、蔬菜类、水果类、肉禽蛋鱼类、豆类、奶类、油脂类、坚果类），各类食物提供同等热卡（90kcal）的能量，称为 1 份（食物交换份），即每份中各种食物都能提供 90kcal 能量，以便交换使用。

交换原则：只能在同类食物之间进行互换，不宜跨类交换。

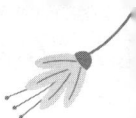

各类食物1份（提供90kcal热量），重量（可食部分）分别为谷薯类25g；绿叶蔬菜500g；水果类200g；蛋类50g；猪（牛）肉50g，鱼80g；黄豆或黑豆类25g；奶类150mL；食用油10mL；坚果类15g。

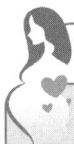

温馨提示

低热量食物，如绿叶蔬菜500g，提供能量90kcal（1份）。

高热量食物，如食用油10g，提供能量90kcal（1份）。

育龄妇女，低等强度活动量，需要热量按1800kcal/d，套用食物交换份（1800÷90＝20），相当于20份食物。

谷薯类9份，相当于3碗杂粮饭（饭碗容量200mL）。

蔬菜类1份（绿叶蔬菜占2/3），相当于500g（1斤）。

水果1份，相当于200g（4两）。

蛋类1份，相当于50g（1两）。

猪（牛）肉1份，相当于50g（1两）。

鱼及水产品1份，相当于80g。

黄豆和黑豆类1份，相当于25g（半两）。例如，豆浆400mL（要把豆腐渣吃掉，否则豆类就不够量了），或水豆腐、千张、素鸡等均可。

油脂类2份，相当于20mL（2个调羹）。

坚果类1份，相当于15g（2个核桃）。

奶类2份，相当于300mL。1mL奶≈1mg钙，喝奶是补钙很好的方式，对于备孕女性来说非常重要。

举例：备孕女性，每天需摄入20份食物，如表4。

表4 备孕女性每日食物交换分配表

	谷薯类（份）	蔬菜类（份）	水果类（份）	肉蛋类（份）	大豆类（份）	奶类（份）	油脂类（份）	坚果类（份）
早餐	3	0.2	0.2	1		1	0.5	
午餐	3	0.5	1	1	0.6		1.2	0.7
晚餐	3	0.3		1		1	0.8	

三餐热量分配比例为3:4:3，即早餐30%，午餐40%，晚餐30%。

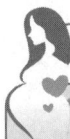

温馨提示

女性在怀孕后要少量多餐，建议在把控总热量前提下分六餐（三正餐+三点心）；建议到正规医院找营养师编制食谱，根据每人具体情况"私人定制"并进行个性化指导。

推荐进食顺序：菜→肉→蛋→豆→饭

进食顺序与血糖密切相关，预防妊娠糖尿病从备孕开始，避免被"甜蜜的负担"所困扰。

♥ **备孕女性的3条"硬核"推荐** ♥

1. 补叶酸

预防胎儿神经管畸形，孕前3个月开始遵医嘱夫妻同补叶酸，每天是0.4mg，如果曾经生育过神经管畸形儿，或者怀疑有叶酸缺乏的备孕妇女，应在医生的指导下，补充更大剂量的叶酸。

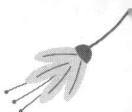

2. 补铁

为预防缺铁性贫血，备孕女性要常吃含铁丰富的食物，如补铁"三宝"（红肉、猪肝、动物血）。同时注意补充维生素 C 含量丰富的蔬菜和水果，提高铁的吸收和利用率。

3. 补碘

为预防后代智力和体格发育障碍，备孕妇女除食用加碘食盐之外，每周再吃 1 次含碘丰富的食物，比如海带、紫菜等。

还没补充叶酸就怀孕了，对宝宝有影响吗

❤　叶酸是什么　❤

叶酸，属于 B 族维生素的一种，因为绿叶中含量十分丰富而得名，在人类的肠道菌群中合成的叶酸足够人体需要。但吸收不良、代谢失常或者是长期使用肠道抑菌药物时，有造成叶酸缺乏的可能。需补充叶酸含量丰富的食物，包括动物的肝脏，多叶的绿色蔬菜（比如芹菜、菠菜），还有豆芽、谷类、花生，以及一些水果类（比如柑橘）。

❤　为什么妊娠前后需要补充叶酸　❤

叶酸在机体中参与 DNA 的合成、修复及甲基化，它是新细胞和组织生长的重要组成。叶酸作为机体细胞生长和繁殖必不可少的维生素之一，缺乏叶酸会对人体正常的生理活动产生影响。

如果孕妇缺乏叶酸，胎儿发生神经管畸形的可能就会增加。妊娠期间，孕妇体内分泌激素的作用下，叶酸的分解代谢增加，并且子宫、胎盘及胎儿的生长，机体对叶酸的需求量明显增加。

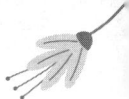

❤ 应在什么时候补充叶酸 ❤

备孕期间，也就是孕前三个月，备孕女性可以开始补充叶酸，要持续到怀孕后的三个月。

知道怀孕后再补充叶酸会不会太晚了

　　科室来了这样一位患者："医生，我怀孕了，可是我没有口服叶酸，怕宝宝畸形，发育不好，太担心了，所以我要做人流。"借助这个故事，今天我们聊一聊叶酸的补充。

❤　叶酸补充的时机及意义　❤

　　首先，我们聊聊叶酸补充的时机及意义：叶酸补充的最佳时间是从备孕、怀孕前 3 个月至整个孕早期。每天服用 0.4mg 叶酸片可以预防脊柱裂、无脑儿、神经管畸形等出生缺陷。从备孕期每天 0.4mg，并持续整个孕早期，它可以降低死胎、死产、早产、流产的发生。假如你有一个兔唇宝宝，可能是怀孕期间叶酸补充不足导致的。

❤　怀孕后补充叶酸的价值　❤

　　那么我们就谈谈怀孕后补充叶酸的好处（价值）：叶酸是人体所需的水溶性 B 族维生素，参与体内 DNA 的合成与代谢。而准妈妈在缺乏叶酸的情况下，生出脊柱裂、无脑儿、唇腭裂、心脏缺陷等畸形宝宝的风险也会增加数倍。所以，口服叶酸片的同时，我们的餐桌上也要常备豆类、新鲜蔬菜、水果、坚果类、动

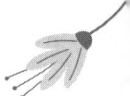

物肝脏等食物。

❤ 补充叶酸什么时间都不晚 ❤

一般来说，胎儿的神经管分化最多发生在孕后的 2~4 周，因此早期补充叶酸相对重要。当然，并不是说没有补充叶酸就一定会导致小宝宝的畸形，如果怀孕的最初 3 个月没有补充叶酸，一旦确认怀孕，我们还是应该立刻补充叶酸片，并且积极定期做好产前检查，千万不要轻易放弃宝宝。怀孕后遵医嘱补充叶酸，定期做好产前检查，最后故事的女主人也如愿进入幸福的三口之家了。

每天服用叶酸片 0.4mg，备孕前 3 个月到孕早期 3 个月为最佳时期，叶酸片服用因人而异，定期产前检查并遵医嘱用药，直到怀孕后补充叶酸也不晚。叶酸片，为健康宝宝保驾护航。

孕前补钙"宝典"

钙是人体内最丰富的矿物质，参与人体的整个生命过程。在人体中，钙约占人体总重量的 1.5%～2%。其中 99% 的钙"驻扎"在骨骼里，俗称"骨钙"，是骨骼不可或缺的组成部分。另外的 1% 是以钙离子的形式存在于我们的血液中，俗称"血钙"，血液中的钙离子就像士兵一样，它带着神经信号这个武器，传递着大脑指挥部的各项指令，同时钙维持着肌肉，牵拉着肌肉神经，推动我们身体的运动。并且钙参与血液凝固，调节酶的活性，帮助刺激激素的分泌，提高机体免疫力。可见，钙是人体正常运作必不可少的一分子。

孕妇缺钙会影响两代人的健康。孕妇缺钙会出现腿抽筋、腰背痛、骨质疏松、骨软骨病、妊娠高血压综合征、水肿等，宝宝缺钙会出现骨骼发育不良、牙齿发育不健全、免疫功能低下等。孕期对钙的需求是增加的，孕早期需要每天摄入 800mg 的钙，孕中期钙的需求量达到每天 1000mg。从 18 周开始，胎儿的骨骼和牙齿发生钙化，钙的需求量增加，到孕晚期钙需求量达到高峰期。同时在孕期钙是主动转运的，无论妈妈缺不缺钙，都得保证宝宝的钙需求，这就彰显出了母爱的伟大，她无私地把钙奉献给宝宝。

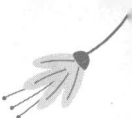

孕妇缺钙会影响两代人的健康，且其在孕期的钙需求又是激增的，怎么样来科学补钙呢？对于孕妇来说，能用食物来解决的问题就不用药物，常言道：民以食为天。咱们今儿个就来聊聊——"慧吃补钙，祝你好运"。餐桌上说补钙，厨房里论"英雄"。首先我们来看一看补钙"高手"有哪些？奶制品补钙是第一，牛奶含钙量高，同时它的钙吸收率非常高，100mL 的牛奶里含有 104mg 的钙，100mL 的酸奶里含有 120mg 的钙，奶酪的含钙量就更高了，所以说补钙奶制品是第一。豆腐也非常好，我们说南豆腐、北豆腐、老豆腐、嫩豆腐等各种各样的豆腐，越老的豆腐呢，它的含钙量越高，但是豆腐的钙吸收没有牛奶吸收得好。海鲜、贝类的含钙量也非常高，比如虾皮、河蚌、沙丁鱼、梭子蟹，这些都是很好的补钙食品。再者大家不要忘了吃坚果，每天吃一小把，大约 10g 的坚果就足够了。最后再说一说绿叶蔬菜，"蔬菜蔬菜，绿色补钙"，它是一个补钙"小达人"，但是一些含草酸多的蔬菜，它的吸收率比较差。哪些是含草酸多的呢？如蕹菜、苋菜、菠菜、竹笋这些蔬菜不利于钙吸收。我们可以多吃一些十字花科的蔬菜（花菜、西蓝花、莜麦菜、小白菜、芥蓝）有利于钙吸收。

钙是不是越多越好呢？不是这样的，过多的钙会导致高钙血症、胃肠道的损伤、泌尿系的结石等，最高不能超过 2000mg/d。

同时我们补钙要避哪些"坑"呢？首先少吃腌制的食品，腌制食品含磷量高，会影响钙的吸收。再有要少盐、少咖啡，每人每天 5g 的盐即可，盐少就减少了尿中钙的排出，所以少盐就相当于在补钙。同样的道理，咖啡喝多了也会导致尿中钙的排出增加，咱们补钙的时候，这些"坑"都要避一避哦！

如果女性在孕中晚期，年龄大于35岁，或者有妊娠高血压综合征、高血压病史，或者有腿抽筋等缺钙的症状，应该在医生的指导下进行药物补充，一般服用碳酸钙，服用时间最好在晚饭后半小时或者睡前。一些胃肠功能不好的人也可以吃柠檬酸钙。同时注意补充维生素D，它助力钙吸收，调节钙浓度，防止钙流失。补充维生素D可以通过晒太阳解决，皮肤直接与阳光接触，在紫外线的作用下，就能合成活性维生素D。由于紫外线穿透力比较弱，晒太阳时需四肢暴露在阳光下，不要涂防晒霜、不要有遮盖，每周2~3次，每次5~30分钟就足够了，少量的维生素D存在于奶类、蛋黄及肉类中，同时也可以口服维生素D来补充。

最后，跟大家来聊一聊"钙"帮食谱。早餐：吐司小比萨，虾皮蒸鸡蛋，200g牛奶；上午加餐：酸奶拌水果；午餐：100g米饭，柠檬煎鳕鱼，芥蓝拌黑木耳，香菜鱼圆汤；下午加餐：山药牛奶麦片粥；晚餐：100g米饭，肉馅豆腐渣和西蓝花，冬瓜烩海米，西红柿豆腐皮汤。这里面的虾皮、牛奶、酸奶、鳕鱼、豆腐渣、豆腐皮都是补钙小能手。这个食谱含钙量达到了1000mg，所以食补就可以了。

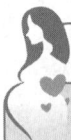

温馨提示

孕前补钙"神助攻"，食补不够药补充，牛奶豆腐餐桌盛。芝麻海鲜蔬菜烹，餐桌论钙说英雄，常晒太阳助钙丰。

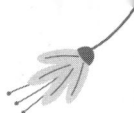

医生说我缺铁性贫血，"造人"阶段该咋办

❤ 缺铁性贫血对怀孕有什么影响 ❤

在我国海平面地区，成年女性（非妊娠）血红蛋白值<110g/L，诊断为贫血，其中缺铁性贫血是由铁缺乏引起的一种最常见的营养性贫血，占贫血的 90% 左右。

缺铁性贫血是一个逐渐发展的过程：人体内铁缺乏首先引起铁储备下降，这时血红蛋白值正常，但血清铁蛋白下降；如果铁缺乏持续存在，血清铁蛋白进一步下降，引起血红蛋白值降低，则发展成缺铁性贫血，出现相应症状，缺铁性贫血是缺铁的严重阶段。由于铁是维持细胞能量和新陈代谢的必需营养素，所以，我们不仅要关注是否存在缺铁性贫血，也要关注是否存在铁缺乏和铁储备下降的情况，血清铁蛋白是评价铁营养状况的敏感指标。

备孕期女性患缺铁性贫血往往表现为头晕、心慌、疲劳、抵抗力下降，容易感染、不孕、流产等，如果贫血持续到怀孕，则会发展成妊娠期贫血，增加妊娠期高血压、早产、胎儿缺氧、新生儿低出生体重等不良结局的风险。妊娠期贫血还会引起婴儿贫血和儿童铁缺乏，从而影响儿童神经系统的发育，导致儿童认知障碍、学习能力下降。因此,"造人"阶段的女性朋友要特别关注是否有缺铁性贫血的问题,建议备孕夫妇做孕前优生健康检查,如果发现缺铁性贫血,要及时补铁治疗,纠正贫血后再怀孕。

❤ 饮食补铁有妙招 ❤

植物性食物不仅含铁量低,而且含有的非血红素铁吸收利用率低,因此红枣、红糖、木耳、桂圆、黑芝麻等植物性食物补铁补血效果不佳!牛奶、鸡蛋、鱼、鸡肉的含铁量也比较少,蛋黄的铁吸收率很低,所以靠这些食物不能达到良好补铁效果。

动物血、动物肝脏和红肉含有丰富的铁元素,其中的血红素铁吸收利用率较高,被称为"补铁三宝"。建议每天吃瘦的畜肉(猪牛羊)50~100g,相当于1~2个手掌心大小的肉量,每周吃1~2次的动物血或者畜禽肝脏25~50g。

维生素C可以促进铁的吸收和利用,平常我们要多吃富含维生素C的新鲜蔬菜和水果,每天吃200~300g的新鲜水果、300~500g的新鲜蔬菜。富含维生素C的水果包括柑橘类水果、猕猴桃、鲜枣、草莓等,富含维生素C的蔬菜包括油菜心、柿子椒、小白菜、菠菜等。

推荐的预防贫血补铁食疗方:猪肝炒柿子椒、鸭血炒韭菜、鸭血粉丝汤、猪肝枸杞叶汤、猪血豆腐汤、水煮牛肉或水煮羊肉片等。

❤ 饮食补铁需要注意什么 ❤

茶叶、咖啡、葡萄酒中含有抑制铁吸收的成分,进餐时候

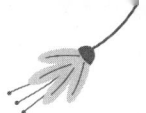

不宜喝浓茶、咖啡，少喝酒。另外，钙剂和抗酸剂会影响铁的吸收，要避免与铁剂同服。

一旦出现缺铁性贫血，除了饮食补铁外，还要通过药物治疗。常用的补铁剂有多糖铁复合物、琥珀酸亚铁、硫酸亚铁、富马酸亚铁等，具体的用法用量，要遵医嘱。

糖美眉"造人"阶段该怎么吃

♥　正常血糖标准是多少　♥

成年人空腹血糖正常范围 3.9~6.1mmol/L，进餐后 2 小时的血糖小于7.8mmol/L。

♥　妊娠期高血糖对母亲的影响如何　♥

妊娠期高血糖容易导致流产，增加感染的风险，比如出现各种各样的阴道炎，还会增加妊娠高血压的发生风险。

♥　妊娠期高血糖对胎儿或婴儿有什么影响　♥

妊娠期高血糖易导致巨大儿或生长受限胎儿的发生风险增加，新生儿出现畸形、早产及新生儿低血糖的风险也显著增加。

♥　糖尿病患者在备孕阶段控糖有哪些易操作的妙招　♥

1. 低升糖指数的食物

低升糖指数的食物涵盖日常饮食中各个大类，如蔬菜、水果、豆类、五谷类、肉蛋及奶类。蔬菜如西蓝花、芹菜、花椰菜，水果如葡萄、木瓜、苹果，豆类如黄豆、绿豆、黑豆等，以

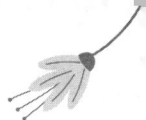

及常见的粗粮如黑米、荞麦或藕粉等。另外，鸡蛋、鱼肉、牛奶、酸奶中除含有优质蛋白质外，也是较好的低升糖指数食物。低升糖指数的食物是糖尿病患者在备孕阶段有效控制血糖的最优选择。

2. 实行少量多餐制

少量多餐制需将原来一天三餐的总体饮食分到5~6餐。这就需要把主食的1/3或1/2分餐到加餐，换言之，就是在每日摄入总热量不变的情况下，减少每餐的摄入量，通过增加餐数，少量多餐，来达到控糖的目的。

温馨提示

糖尿病患者在备孕阶段需严格控制血糖，应定期检测糖化血红蛋白。

备孕期应控制糖化血红蛋白小于6.5%，正在使用胰岛素的女性，应控制糖化血红蛋白小于7%。

使用以上方法仍不能良好控制血糖，当空腹血糖及餐后2小时血糖仍然较高时，推荐您在专业医生的指导下及时使用胰岛素。

备孕避坑——血糖高的饮食误区

备孕期科学的饮食管理可以平稳血糖，还可以提供全面均衡的营养，有助于备孕女性顺利怀上宝宝，更有利于孕期准妈妈和胎儿的健康，但是错误的饮食反而会对身体造成危害。

❤ 常见饮食误区有哪些 ❤

常见饮食误区有不敢吃主食，不敢吃肉，不敢吃水果，蔬菜全部水煮，主食只吃粗粮，只要是蔬菜都多吃，多吃南瓜降血糖，坚果不限量等。

❤ 如何做到科学饮食 ❤

1. 血糖高还能吃主食吗

主食是指米、面、杂粮等谷薯类食物，主要提供碳水化合物，碳水化合物是人体能量的主要来源，提供人体所需能量的 50%～65%，其次是脂肪（20%～30%）和蛋白质（10%～15%）。主食吃得少，能量摄入不足，人体容易出现头晕眼花、疲倦乏力的症状，甚至发生低血糖，还会消耗蛋白质和脂肪产生的能量，不仅危害健康，还会影响备孕。所以血糖高的备孕女性也需要吃主食。

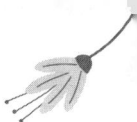

2. 主食应该怎么吃

备孕女性首先要适当地限制主食摄入，每天摄入谷薯类 200～250g；其次要做到粗细搭配，像精米、白面的血糖指数高，而粗杂粮富含膳食纤维，血糖指数低，适合血糖高的人食用，如黑米、糙米、红米、紫米、荞麦、藜麦、红豆等。

3. 主食只能吃粗粮吗

如果主食全部选择粗粮，一方面口感不好，消化慢，容易便秘，另一方面，过多的膳食纤维也会影响铁等微量元素的吸收，建议粗细粮搭配食用，粗杂粮的比例占 1/3 左右，可以根据个人的消化情况适当调整比例。

4. 血糖高了能吃肉吗

肉类是蛋白质的重要来源之一，对于备孕非常重要。建议备孕女性选择瘦肉、鱼虾和海产品等，推荐每天摄入 100～150g。注意避免肥肉、动物皮等高脂肉类摄入，更有利于血糖控制。

5. 血糖高还可以吃水果吗

水果含糖量较高，备孕女性在血糖控制平稳的情况下可以吃适量水果，即餐前血糖低于 6.1mmol/L，餐后血糖低于 7.8mmol/L；建议在两餐之间吃水果，可以选择血糖指数低的水果，比如樱桃、草莓、蓝莓、柚子、李子、猕猴桃等，每天 200g 以内为宜；如果血糖控制不理想，可以选择西红柿和黄瓜代替水果。

6. 血糖高了能多吃蔬菜吗

大部分蔬菜热量低，像叶菜类、瓜茄类、海藻类、菌菇类蔬菜可以多吃，备孕女性每天可以补充 500g 以上。少部分蔬菜热量高要限量，如根茎类蔬菜土豆、莲藕、山药等含有淀粉，食用时可以减少相应的谷薯类食物。此外，南瓜、胡萝卜、豆角、洋葱等蔬菜热量较高，也需要限量。

7. 炒菜不能放油吗

油脂类食物含有人体必需的脂肪酸及脂溶性维生素，对于健康不可或缺，对于备孕也十分重要。但脂肪是人体第二大能量来源，摄入过多容易引起血糖升高，因此烹调油要限量，可以选择健康的植物油，比如茶籽油、橄榄油、玉米油、葵花籽油、亚麻籽油、大豆油、花生油等，每天可以摄入 20~25g。坚果油脂含量较高，比如核桃、开心果、腰果、榛子、巴旦木等，需要限量，推荐每天摄入 10g，相当于两颗核桃，坚果摄入过量会影响血糖。

在备孕期间，掌握正确的方法管理血糖十分重要，避免饮食误区，做到低糖少油，有粗有细，荤素搭配，定时定量，科学饮食，助力好"孕"。

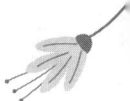

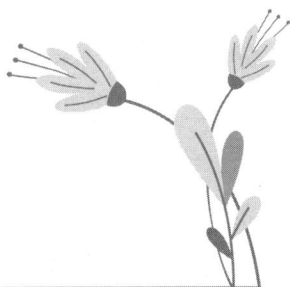

高血脂，备孕该吃啥

❤ 什么是血脂异常 ❤

血脂包括血清中的胆固醇、甘油三酯及构成细胞膜的磷脂等类脂。血脂不溶于水，需要和载脂蛋白结合形成各类脂蛋白后溶于血液，并被运送至组织进行代谢。

血脂正常范围是甘油三酯低于 1.7mmol/L，总胆固醇低于 5.2mmol/L，高密度脂蛋白胆固醇高于 1.0mmol/L，低密度脂蛋白胆固醇低于 3.4mmol/L。超出正常范围为血脂异常，即高脂血症，如高胆固醇血症、高甘油三酯血症及混合型高脂血症。高密度脂蛋白胆固醇具有保护作用，高密度脂蛋白胆固醇降低也属于血脂异常。

❤ 备孕期高血脂有什么影响 ❤

正常的血脂对于维持人体健康必不可少，但如果血脂过高，会危害健康。

1. 影响备孕

血脂升高，血液变得黏稠，血流变得缓慢，脏器供血供氧量会不足，影响生殖系统的功能；血脂升高会影响子宫内膜的种植

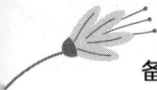

环境，影响受精卵的顺利着床和胚胎的发育；血脂升高会影响内分泌，导致雌激素分泌异常，影响受孕过程。

2. 影响孕妈妈和胎宝宝的健康

孕期会出现生理性的血脂升高，甘油三酯会增加2～3倍，总胆固醇会增加25%～50%。如果女性备孕时出现高血脂，孕期血脂进一步升高，很容易出现病理性的血脂异常，增加血液黏稠度，以及妊娠期心血管疾病和妊娠期并发症的发生风险，比如妊娠高血压、糖尿病、肝内胆汁淤积症、早产等，还会引发急性胰腺炎。高血脂也会危害胎宝宝的健康，导致胎盘血流受阻，容易诱发胎儿缺血缺氧，严重时会导致流产或者死胎。

♥　备孕期高血脂如何降脂　♥

女性备孕时出现高血脂，首先要进行生活方式的干预，即科学饮食和合理运动；如果存在超重或肥胖，需要减少热量摄入。

1. 合理控制碳水化合物的摄入

高血脂备孕女性要限制甜食，比如蛋糕、甜点、含糖饮料及甜水果等；做到粗细粮搭配，优选富含膳食纤维的谷薯类食物，如杂粮饭、全麦面包、荞麦、玉米等。

2. 合理控制脂肪的摄入

高血脂备孕女性应选择富含单不饱和脂肪酸及多不饱和脂肪酸的食物，限制食用富含饱和脂肪酸的食物，避免食用富含反式脂肪酸的食物，避免吃动物油、肥肉、五花肉、黄油等，少吃高胆固醇的食物，比如动物的内脏、冰激凌等；多选植物油，比如橄榄油、葵花籽油、菜籽油、大豆油、玉米油，限制每日烹调用

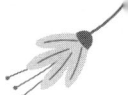

油量在 20g 以内。

3. 保证蛋白质摄入充足

高血脂备孕女性应选择优质蛋白质丰富的食物，如牛奶、鸡蛋、畜禽肉、鱼虾、海产品及豆制品等，在摄入充足蛋白质的同时避免摄入过多脂肪。

4. 增加膳食纤维的摄入

高血脂备孕女性应多吃富含膳食纤维的粗粮、蔬菜、低糖水果，如玉米、小米、薯类、叶菜、菇类、海带、蓝莓、草莓等。

5. 保证丰富的维生素和矿物质摄入

高血脂备孕女性应多吃富含维生素 C、维生素 E、钙、镁等的蔬菜和水果，比如猕猴桃、柑橘、柠檬、柿子椒、番茄、菜花、洋葱、香菇、木耳及深色叶菜等食物。

6. 注意烹调方式

高血脂备孕女性应多用清蒸、水煮、凉拌的方式进行烹调，避免煎、炸、烤、红烧等烹调方式。

❤ 控制血脂的饮食小妙招 ❤

1. 学会选择食物

备孕女性应不吃或少吃能量高但营养密度低的食物，如油炸食品、烧烤食品、糖果、巧克力、甜饮料、冰激凌等；选择营养密度高的食物，如粗粮、蔬果、奶类、杂豆、鱼虾、瘦肉、坚果、植物油。

2. 避免不良饮食习惯

备孕女性应养成规律饮食、少食多餐、每餐七八分饱的好习惯，避免暴饮暴食、偏食、爱吃零食、爱吃消夜等不良习惯。

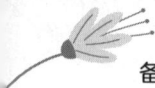

♥　一日食谱举例　♥

正常体重高血脂备孕女性的一日食谱，见表5。

表5　正常体重高血脂备孕女性的一日食谱（约1700kcal/d）

餐次	食谱
早餐	荞麦挂面 50g 鸡蛋 50g 青菜 100g
加餐	脱脂牛奶 250mL，柚子 100g
午餐	杂粮米 90g（大米 60g，小米 10g，黑米 20g） 白菇炒牛肉（牛肉 60g，白菇 100g） 清炒油菜 150g 盐 2g，橄榄油 8g
加餐	桃子 200g
晚餐	杂粮米 85g（大米 60g，藜麦 15g，红豆 10g） 冬菇蒸海鱼（海鱼 80g，冬菇 5g） 青菜豆腐汤（青菜 100g，豆腐 50g） 芹菜木耳胡萝卜（芹菜 80g，木耳 10g，胡萝卜 10g） 盐 3g，茶籽油 8g
加餐	脱脂牛奶 250mL，燕麦 25g

备孕时，高血脂女性通过科学饮食，可以获得全面均衡营养，同时也可以降低血脂，助力好"孕"。

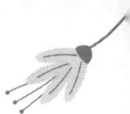

吃螃蟹会流产？螃蟹说，这锅我不背

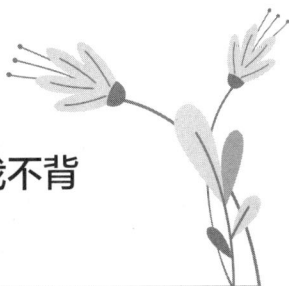

❤ 流产常见危险因素 ❤

1. 孕妇年龄较大，身体状况不佳，药物的使用，放射性及有毒、有害物质的接触，以及环境暴露。

2. 染色体异常，孕妇解剖结构异常（子宫肌瘤、息肉、粘连或纵隔子宫等）和身心方面的创伤（暴力创伤、绒毛膜绒毛取样和羊膜穿刺术等医源性创伤或心理创伤）。

3. 其他潜在病理因素与产科并发症，如感染、子宫畸形、宫颈机能不全等。

❤ 螃蟹寒凉会导致流产吗 ❤

就螃蟹本身的寒性而言，适量食用不足以导致孕妇流产。

螃蟹含有大量蛋白质及钙、锌、铁、维生素等，营养丰富，适量食用有利于身体健康。

但若孕期妇女对河/海鲜过敏，或者螃蟹本身不新鲜或有寄生虫，在食用螃蟹后，孕妇出现过敏反应或急性肠胃炎引起宫缩，可导致流产。

吃螃蟹有讲究 ♥

1. 买螃蟹，认准活蟹

"活蹦乱跳"的螃蟹比较安全。死蟹很容易繁殖细菌，还会产生毒素，孕期女性食用后容易出现胃肠道不适，甚至食物中毒。

2. 做螃蟹，一定要充分加热

螃蟹中会检出大肠杆菌、霍乱弧菌、副溶血性弧菌、李斯特菌等多种致病菌，也可能有管圆线虫、肺吸虫、血吸虫等多种寄生虫。所以孕妇食用的螃蟹至少要高温蒸制 30 分钟，以降低细菌等有害物质对于身体健康的威胁。

3. 吃螃蟹，适量就好

螃蟹味道鲜美，但也是一种高蛋白、高嘌呤、高胆固醇的食物。孕期女性过量摄入螃蟹会增加肾脏的负担，也会增加痛风的发生风险。

4. 现做现吃，一次吃完

螃蟹富含蛋白质，即使已经烹调，也很容易被细菌侵袭、繁殖。因此孕期女性每次吃螃蟹时要按量烹调，现做现吃，尽量趁热一次吃完。

5. 螃蟹不是人人都能享用

螃蟹是一种很容易造成过敏的食物，过敏和不耐受人群应尽量避免食用。

螃蟹也是一种有较多风险的食物，体质偏弱、消化能力差、胃酸分泌不足的人，较容易被致病菌攻陷，此类人群建议浅尝辄止。

螃蟹中，尤其是蟹黄含有较多的脂肪和胆固醇，建议患有高血压、冠心病、胆囊炎等疾病的人群尽量少吃或者不吃。

营养佳品或是智商税，燕窝真能助力"造人"吗

❤ 燕窝里有什么 ❤

燕窝含有 50% 的蛋白质，30% 的碳水化合物，10% 的水分和 10% 的唾液酸。

燕窝中的蛋白质含量非常可观，约为 50%，但经泡发后单次食用量仅为 3g（一盏），蛋白质总量约为 1.5g；鸡蛋中的蛋白质含量虽然没有燕窝高，但一个约 50g 的普通鸡蛋可提供 6.5g 蛋白质，按照单次摄入量鸡蛋胜出。

燕窝的唾液酸与鸡蛋相比，以一盏燕窝为例，含唾液酸为 300mg；一个正常大小的鸡蛋所含唾液酸为 40mg。一盏燕窝中的唾液酸含量明显高于一个鸡蛋的唾液酸含量。

❤ 唾液酸摄取途径只有口服燕窝吗 ❤

唾液酸除可以通过进食高唾液酸食品补充外，人体的肝脏可以合成唾液酸，母乳中也含有大量的唾液酸，可促进新生儿的大脑发育。

❤ 燕窝可以助力"造人"吗 ❤

蛋白质作为人体的必需营养素，对胎儿的生长发育也起到了至关重要的作用。但蛋白质的摄入也不宜过多，更没有必要为了蛋白质而购买价格昂贵的燕窝。

唾液酸具有提高婴儿智力和记忆力、提高肠道对维生素及矿物质的吸收率、抗炎和抗病毒等作用。可以推测，口服唾液酸含量较高的食物可能对胎儿健康有益。

❤ 燕窝值得我们花重金去购买吗 ❤

一颗鸡蛋的蛋白质含量相当于四盏燕窝。一盏燕窝的唾液酸含量相当于两个鸡蛋与 1000g 的牛奶的唾液酸含量之和。所以，从性价比上来看，燕窝的总体性价比比较低，不值得花重金进行购买，我们可以通过其他食物进行补充。

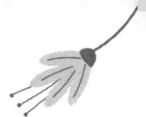

爱吃"垃圾食品"，会影响"造人"吗

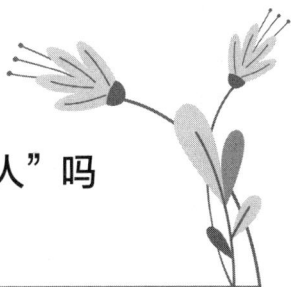

❤ 什么是"垃圾食品"呢 ❤

它源自英文 junk food，junk 是指无用或者无价值的东西，而 junk food 则为垃圾食品。在西方，垃圾食品最开始是指汉堡、薯条等快餐食品，然后扩展到炸鸡、可乐。在中国，不知何时，油条、方便面也"荣幸"入围。

"垃圾食品"，它本身不是垃圾，常常只是用来形容那些高糖、高脂肪、高盐及低营养成分的加工食品。它们有一个共同的特点，从营养成分的角度来看，它们所含的热量高、脂肪高，而蛋白质、维生素、矿物质等营养素含量却很少，如果备孕夫妇多吃、常吃，容易导致体重增加，对身体及"造人"有一定的影响。

❤ 长期吃"垃圾食品"对"造人"有什么影响 ❤

1. 对备孕夫妇健康的影响

如果经常过多地进食高热量、高糖、低纤维的食物，容易使患肥胖症、糖尿病、高血压、心血管疾病等的风险增加，并且会加重肾脏的负担；腌制类的食品含有较多的亚硝胺，过量的摄入会增加患癌的风险；人造脂肪被广泛地应用于面包、饼干及薯片之中，研究发现，经常吃含有反式脂肪酸的食物，会使人体内部的低密度脂蛋白胆固醇增加、高密度脂蛋白胆固醇变少，增加心血管疾病发生的可能。

2. 对精子和卵子的影响

备孕夫妇的健康及营养关系到胎儿的健康问题，从优生优育的角度来说，备孕需要多种维生素、矿物质和蛋白质的充足摄入，如果在"造人"前后常吃"垃圾食品"，除存在营养素缺乏的问题以外，还容易出现肥胖、高血压、心血管疾病等，从而影响女性的排卵及怀孕，也增加了子代不健康、肥胖及患代谢相关疾病的风险。

若碘缺乏则导致甲状腺激素合成减少，不仅影响营养代谢、发育，还可造成胎儿大脑部分受损，影响孩子的智力；若锌缺乏则影响卵子、精子的质量，从而影响胚胎的发育，胎儿畸形的风险也在增加；若叶酸缺乏则容易导致脑和神经管畸形及多器官畸形的发生；若铁缺乏则影响妊娠的成功和母子健康，可导致流产，胎儿贫血、生长受限，对胎儿的智力和行为发育也会产生不可逆的影响。

❤ "造人"阶段，该如何避"坑" ❤

食物本身不是垃圾，只有"垃圾"的制作过程和品种搭配。备孕女性建议按照《中国居民膳食指南》选择备孕妇女平衡膳食。最新指南是在 2016 年居民膳食宝塔的基础上，去除了每日对糖的推荐，也减少了食盐的摄入量，提高了奶类食品的推荐量，谷薯类食物也更加细化。

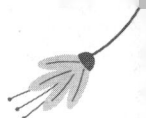

　　备孕女性需要在一般人群膳食指南的基础上特别注意：第一，选择健康的生活方式；第二，在孕前需要调整体重至合适的状态；第三，需要常吃含铁丰富的食物，选用碘盐，孕前三个月开始补充叶酸。

　　科学的选择可以帮助我们很好地"避坑"。"垃圾食品"热量高，营养少，多吃"垃圾食品"不仅影响健康，也影响精子和卵子的质量。备孕时，我们提倡均衡膳食，远离"垃圾食品"。关于补充备孕营养，您都准备好了吗？

奶茶！我的"绳命"——怀孕可不可以喝奶茶

♥　奶茶的现状　♥

有调查显示，奶茶是高咖啡因、高反式脂肪酸、高糖、低蛋白质的"三高一低"饮品。

一杯奶茶的咖啡因含量相当于 4 杯咖啡、7 罐红牛。

奶茶主要由奶茶粉冲兑而成，奶茶粉中含有大量的反式脂肪酸。反式脂肪酸有不易被代谢、容易在体内蓄积的特点，在面包、蛋糕、冰激凌、油炸食品当中广泛存在。

奶茶中的糖量也远远超出我们的想象，一杯甜度最高的奶茶糖量相当于 14 块方糖。

有些奶茶的蛋白质含量非常低——没什么营养。

所以，孕期当然要少喝或者不喝！

♥　喝奶茶对怀孕有影响吗　♥

1. 对孕妈妈的影响

（1）过量的咖啡因导致喝奶茶的孕妈妈常常失眠，影响睡眠，进而影响血压，增加妊娠高血压的发生风险，同时焦虑、抑

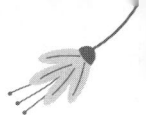

郁的发生风险也会增加。

（2）反式脂肪酸导致孕妈妈血脂代谢异常，增加妊娠糖尿病的发生风险。

（3）高糖摄入导致胰岛素抵抗，患糖尿病的风险增加，早产、难产的概率增加。

2. 对胎儿的影响

（1）过量的咖啡因会增加流产、早产的风险，也会增加胎儿畸形的风险。

（2）反式脂肪酸可以通过胎盘，当孕妈妈喝奶茶时，胎儿就会被动摄入反式脂肪酸，影响胎儿的神经系统发育，下一代更容易患遗传代谢性疾病，高糖的摄入也是如此。

❤ **自制奶茶小贴士** ❤

自制奶茶的做法是红茶煮开，加入牛奶，放少量糖或者不放糖，既营养又美味。

温馨提示

市面上多数奶茶为"三高一低"，即高咖啡因、高反式脂肪酸、高糖、低蛋白质，不利于孕妈妈和胎儿的健康，因此应少喝奶茶，如果想喝可以自制奶茶。

当备孕遇上咖啡，一定要忍痛割爱吗

❤ 咖啡的成分和作用 ❤

咖啡是咖啡豆经过烘焙磨粉制作出来的饮料。其与可可、茶同为世界流行的饮品。咖啡的主要成分为咖啡因、脂肪、蛋白质、糖、纤维、矿物质。其中咖啡因是一种较为柔和的兴奋剂，它可以提高人体的灵敏度、注意力，加速人体的新陈代谢，改善人体的精神状态和体能。

❤ 咖啡的计量 ❤

咖啡通常以杯计，一杯 150mL 的咖啡约含 100mg 咖啡因。

❤ 合理饮用咖啡，助力生育 ❤

1. 关于咖啡与生育之间的关系，目前有两种截然不同的观点

（1）喝咖啡能"激活"精子，增加受孕机会。

（2）喝咖啡会"杀死"精子，降低受孕机会。

2. 咖啡助力精子与否，与咖啡摄入量的多少有关

咖啡因能够使交感神经处于兴奋状态，在这种状态下，精子

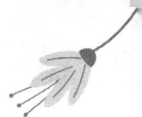

的活性会增强，速度加快，从而增加受孕的概率。

但尚无确切的证据表明咖啡能激活精子，不排除大量饮用咖啡导致精子数量下降的可能性。

研究证明，咖啡因的摄取与原发性不孕之间无显著关联，但大量咖啡因的摄入将推迟受孕时间。

❤ 咖啡可否助力宝宝的健康成长 ❤

对人体造成不良作用的物质主要是咖啡因，妊娠前或妊娠期正常量的咖啡因摄入与胎儿发生先天畸形无明显相关性。

妊娠期大量咖啡因的摄入与自然流产相关。研究证实，每天增加 150mg 的咖啡因摄入，流产的风险就会增加 19%。大量咖啡因的摄入与胎死宫内的发生率升高也存在相关性，且妊娠 20 周以后尤为明显。并且相关研究证明，妊娠期过量摄入咖啡因会增加新生儿低体重、胎儿生长发育不良及出生时小于胎龄儿的风险！

❤ 如何把握喝咖啡的量 ❤

"量"有两层含义，短期内一次摄取的量与长期累积的量。长期喝咖啡与短时间内大量喝咖啡都会对人体产生影响。世界卫生组织（WHO）建议：备孕女性每天咖啡因摄入量不宜超过 200～300mg。孕期可少量饮用咖啡（每天咖啡因摄入量不宜超过 150～300mg），但不应鼓励孕妇喝咖啡。

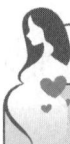

温馨提示

　　咖啡因不仅仅存在于咖啡中，红茶、绿茶、可乐、功能饮料、巧克力、用巧克力制作的点心、冰激凌里面都有咖啡因，切记总量不要超标！

胖了不好怀，为什么瘦子也难怀

随着现代社会追求颜值和健康的风潮，减肥已成为越来越多人日常生活中的重要任务。很多女性对现在的身材不满意，对此她们不惜疯狂减肥，但若过度追求苗条的身材，女性体重长期过低，对怀孕是不利的。

温馨提示

过瘦的女性比肥胖或超重的女性更不容易怀孕。

❤ 体重过低的危害 ❤

简单来说，体重异常会导致性激素分泌不足，代谢或排卵异常等。那么，体重过低，则脂肪含量过少，雌激素就会变少，不仅会影响健康，还会影响生育功能。

1. 体重过低易导致月经失调，如月经延迟、月经提前，甚至绝经。

2. 体重过低易导致不孕（难孕）体质，因排卵异常、子宫内膜营养不良、受精卵着床困难导致不孕，甚至出现孕期意外流产、早产儿等问题。

因此，过度减肥是不可取的。当然，如果体重真的超出正常范围，也可以适度地用科学的方法减肥，毕竟太胖的话也可能导致不孕。

♥ 衡量自己胖瘦的标准 ♥

1. 体重指数（BMI）是一个我们经常用来衡量胖瘦的指标

$18.5kg/m^2 \leq BMI < 24kg/m^2$ 属于正常范围，这个范围之外就不正常了。

举个例子：小美身高 1.6m，体重 43kg，体重指数为 $16.8kg/m^2$，因此，小美的体重指数 $16.8kg/m^2 < 18.5kg/m^2$，判断小美是低体重。

2. 测量体脂率

体脂率为脂肪占体重的百分比，正常体脂率为 18%～25%，但是这种方法需要借助专业的仪器来测量。

理想的情况当然是体重指数和体脂率都在健康范围之内。

♥ 科学增重 ♥

1. 为什么要增加体重

（1）孕前消瘦会增加低出生体重儿或早产儿的发生风险。

（2）胎儿体重与宝宝发育等密切相关。

（3）孕前体重与流产、胎儿生长受限等不良妊娠结局有密切关系。

2. 科学增重的具体办法

首先要明确过瘦的原因，其次增重的目标是体重指数为 $18.5～23.9kg/m^2$。

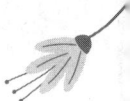

（1）低体重女性需改善生活习惯，保持心情愉快和充足睡眠，养成有规律的饮食习惯。

（2）低体重女性需要健康的饮食。食物多样，合理搭配，也就是说，小分量多几样，同类食物常变换，不同食物巧搭配。

（3）低体重女性需规律运动。每周至少进行5天中等强度身体活动，累计150分钟以上，每天6000步；适当进行有氧抗阻运动，每周运动2~3天；减少久坐时间，每小时起来动一动；运动可以选择健美操、打球、慢跑、爬山、举重、拳击等。

我太瘦，孕前怎么吃能孕育健康宝宝

♥ 如何判断孕前瘦不瘦 ♥

1. 体重指数判断法

BMI 正常范围是大于等于 $18.5kg/m^2$ 且小于 $24kg/m^2$，如果小于 $18.5kg/m^2$，属于消瘦。

2. 标准体重判断法

标准体重＝身高（cm）−105。

正常体重是在标准体重的 ±10% 以内。

低于标准体重的 10%～20%，属于轻度消瘦。

低于标准体重的 20%～30%，属于中度消瘦。

低于标准体重的 30%，属于重度消瘦。

♥ 哪些原因会导致消瘦 ♥

造成消瘦的原因有很多，比如家族遗传因素、疾病因素（如胃肠道疾病、甲状腺肿瘤、心理疾病等影响营养物质的消化、吸收、利用和代谢）、不合理的生活方式（如饮食不合理，吃得少、挑食、偏食、厌食及不正确的减肥方法，都会导致消瘦）。

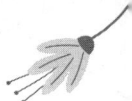

💗 备孕时消瘦有什么影响 💗

消瘦不仅会增加备孕的难度，还会影响妊娠过程及妊娠结局。

消瘦不利于成功受孕。备孕时体内脂肪过少会影响内分泌，出现雌激素水平降低，进而易引起排卵异常、月经紊乱甚至闭经，不容易受孕。孕前太瘦，营养状况不佳，影响子宫内膜的生长，受精卵不易着床，也不容易受孕。

消瘦会影响妊娠过程。孕前消瘦女性身体的营养储备少或者营养状况不良，怀孕后由于营养素需要量增加，易发生营养不良等妊娠并发症，比如缺铁性贫血、低钙血症、低血糖、低蛋白血症等。

消瘦会影响妊娠结局。孕前消瘦易延长分娩的过程，加大分娩难度，增加不良妊娠结局的发生风险。胎儿不能从母体内获得充足营养，容易发育不良，增加流产、早产、出生缺陷、胎儿生长受限、低出生体重儿等的发生风险。

因此女性孕前调整体重至合理范围十分重要，建议调整体重指数为 $18.5\sim23.9kg/m^2$。备孕女性想要拥有健康体重，需要做到规律进餐、适量运动和充足睡眠，如按时吃饭，避免过饥或过饱，进行有氧运动和抗阻运动，避免熬夜，保证充足的睡眠。

💗 如何通过科学饮食助力体重增长 💗

在均衡饮食、食物多样的基础上增加餐次，保证能量摄入充足，备孕女性每日能量需要量 1800kcal，过瘦的女性需要适当增加能量摄入。除了碳水化合物、蛋白质、脂肪这三大能量营养

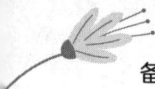

素要足量，维生素和矿物质也不可少，饮食原则如下。

1. 保证碳水化合物摄入充足

米面五谷杂粮等谷薯类食物是补充能量的主要食物，备孕女性可以选择易消化的精米、白面等细粮，搭配少量的粗杂粮，少吃易饱腹、易产气及能量密度低的食物。

2. 适量增加优质蛋白质的摄入

奶、蛋、鱼、虾、豆制品、肉类等是摄入优质蛋白质的良好来源。备孕女性在饮食中摄入不足时，可适量补充蛋白粉。

3. 选择适量优质脂肪摄入

备孕女性可多摄入富含单不饱和脂肪酸和多不饱和脂肪酸的植物油、深海鱼、坚果等，少吃富含饱和脂肪酸的动物肥肉等，避免饮食过于油腻。

4. 保证丰富的维生素和矿物质的摄入

备孕女性应多吃深色蔬菜，适量进食水果，避免微量元素缺乏。

5. 合理增加餐次

在餐次安排上，备孕女性可每天加餐 1~3 次，牛奶摄入 100~200mL，坚果摄入 10～20g 来满足体重增长的需要。

6. 避免不良饮食习惯

备孕女性应避免不良饮食习惯，如不吃肉、不吃主食、不吃蔬菜等挑食、偏食的习惯，以及一天只吃两餐、暴饮暴食、饥一顿饱一顿等饮食不规律的情况。

7. 学会选择食物

备孕女性应多吃谷薯类、肉蛋类、蔬菜水果类及坚果类等营养丰富的食物，少吃高糖、高油、高盐的食物，可以参照备孕

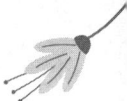

妇女平衡膳食宝塔，将一日食物合理搭配，做到食物多样，均衡膳食。

孕前消瘦女性一日饮食安排举例，见表6。

表6 孕前消瘦女性一日食谱推荐（约2000kcal）

餐次	食谱
早餐	挂面 80g 鸡蛋 50g 青菜 120g
加餐	牛奶 120mL 核桃 10g
午餐	二米饭 80g（大米 60g，小米 20g） 木耳炒虾仁（虾仁 100g，水发木耳 50g） 双色花菜（西蓝花 100g，菜花 100g） 盐 3g，橄榄油 12g
加餐	面包 30g 酸奶 100g 猕猴桃 150g
晚餐	红豆黑米饭 80g（大米 60g，黑米 10g，红豆 10g） 冬菇蒸海鱼（海鱼 100g，冬菇 5g） 白菜烧豆腐（大白菜 150g，南豆腐 50g） 莲藕黄瓜胡萝卜（莲藕 50g，黄瓜 50g，胡萝卜 50g） 盐 3g，茶籽油 13g
加餐	牛奶 100mL 花卷 30g 蓝莓 100g

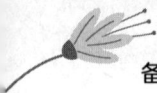

孕前消瘦女性通过合理安排饮食可以达到理想体重，不仅有助于成功备孕，还有助于怀孕后妈妈和宝宝的健康。

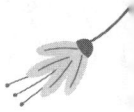

孕前消瘦，如何科学增加体重

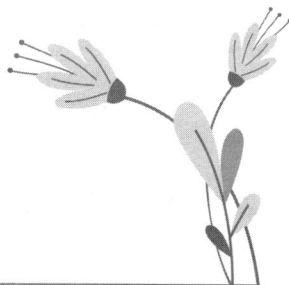

❤ 如何评估是否消瘦 ❤

目前多采用 BMI 来评估人体胖瘦程度及是否健康。BMI＜18.5kg/m² 是低体重，对于低体重的备孕女性应适当增加体重。

❤ 消瘦的原因 ❤

1. 吃不下

口腔疾病、食管疾病、神经疾病、肌肉疾病导致进食时咽喉、食管及胃部不适。

2. 不想吃

心理问题或消化系统、循环系统疾病导致进食欲望下降。

3. 吸收差、消耗大

消化器官功能异常导致吸收差，内分泌系统异常导致营养物质消耗增加。

4. 遗传因素

家族遗传、易瘦体质。

❤ **如何科学增加体重** ❤

1. 明确消瘦原因

备孕女性应至医院评估。如果消瘦是由疾病引起，需解决疾病问题后再增重；如果不是由疾病引起，则可以用科学方法增加体重。

2. 增重目标

BMI 正常范围在 18.5~23.9kg/m^2。例如：身高 1.6m，标准体重为 47.5~61.5kg。

3. 具体方法

（1）改变生活习惯

规律饮食：两餐的间隔时间以 4~6 小时为宜。

用餐时间：不宜过长或过短，早餐 15~20 分钟，午餐及晚餐 20~30 分钟。

每餐能量配比：早餐占一天总能量 25%~30%，午餐占30%~40%，晚餐占 30%~35%。

（2）健康饮食：食物多样，合理搭配

蔬菜和水果每天摄入种类达到 4 种，谷类、薯类和杂豆类每天摄入 3 种，禽肉、蛋类每天摄入 3 种，奶类、大豆和坚果类每天摄入 2 种，故而平均每天摄入的食物种类数要达到12 种。

孕前消瘦女性需增加体重时，首先可到医院评估摄入水平、膳食构成、活动水平和身体成分，根据评估结果，逐渐增加饮食至相应的推荐量水平，或稍高于推荐量。每天除正餐外，有1~2 次的加餐，加餐应以增加谷类、牛奶、蛋类和肉类食物的

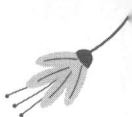

摄入为宜。

（3）增加运动量

孕前消瘦女性要规律运动：坚持日常身体活动，每周至少5天、累计150分钟以上的运动，每天要有6000步的活动量，适当进行高强度有氧运动，每周进行2~3天的抗阻运动。

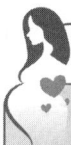

温馨提示

瘦的原因各不相同，科学增重，需要在医生评估后进行适当运动及增加饮食。

妈妈说胖了有福气，娃也会有福气，真的吗

❤ 胖姑娘"造人"会遇到什么样的麻烦事 ❤

一是对自身健康的影响，二是对"造人"的影响。

在自身健康的影响方面，肥胖会导致女性的代谢异常、脂肪肝，增加妊娠糖尿病、高血压及心血管疾病的发生风险，加重了肾脏的负担；肥胖女性容易出现胰岛素抵抗，导致排卵异常，影响怀孕。

胖姑娘怀孕了，家人常说"多吃点，一人吃，两人补"，对吗？

答案是不对的。

肥胖对于准妈妈来说，妊娠期发生流产、高血压、糖尿病、巨大儿、剖宫产的概率增加，新生儿出生体重异常、窒息、死亡等风险增加，胎儿畸形、子代肥胖、代谢病等风险也会增加。

❤ 胖姑娘在备孕及孕期应该怎么办 ❤

备孕及孕期肥胖女性应选择健康的生活方式，作息规律，讲究卫生，锻炼身体，严禁烟酒及滥用药物，每天进行 30～60 分钟中等强度的运动来增强体质，使身体健康、精力充沛，达到优

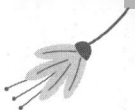

生优育的状态。

　　备孕及孕期肥胖女性应调整饮食结构，平衡膳食，选择富含膳食纤维和营养素的食物，减少高热量、高脂肪和高糖食物的摄入，在孕前，需要将体重控制在正常的范围。备孕女性应寻求专业医生的帮助，把各种基础疾病改善之后，在医生的指导下进行备孕。

　　"肉肥满口香，胖媳妇好生养"，这个是在以农耕为主的古代，生活艰难，老百姓的观点，无暇顾及外貌，也不懂得肥胖有这么多的风险，时代背景造就了"肥"就代表着"富贵"，这是当时面临的真实情况，换成今天就不一样了。

　　胖不是有福气，超重和肥胖的后果需要我们认真审视，肥胖会给母子带来一系列负面的影响及风险。母亲健康，娃才健康，孕前科学的健康管理是"王道"，祝您好运！

一胖毁所有，娃都难拥有

根据《中国超重/肥胖医学营养治疗专家共识（2016 年版）》，肥胖一共有 4 个评价指标。我们最常用的就是体重指数，即 BMI。BMI = 体重（kg）÷ 身高（m²）。当 BMI<18.5kg/m²，则为体重过低；18.5kg/m²≤BMI<24kg/m²，体重正常；24kg/m²≤BMI<28kg/m² 为超重；当 BMI≥28kg/m² 则为肥胖。第二个评价指标是腰围，成年女性的腰围>80cm 则视为肥胖。苹果形身材的"美眉"和梨形身材的"美眉"，最大的区别就在于腰围。第三个指标是体脂率，也就是体内的脂肪含量。随着年龄不同，理想体脂率的范围是有变化的，但是如果女性的体脂率>30%，则为肥胖。相同体重者，体脂率越低，身材越好，也越健康。所以说减肥不单纯是减重，更要减脂。第四个指标就是腰臀比，也就是腰围与臀围的比值。女性腰围≥85cm，或者腰臀比>0.8，则为中心性肥胖。

由于女性的生殖功能不仅受到下丘脑-垂体-卵巢轴的调控，还受到甲状腺轴、肾上腺轴和能量代谢因子的调节，所以这些激素的分泌一旦出现了问题，就会引起生殖功能障碍，表现为月经不调、生育困难。还有遗传性肥胖，主要是存在着遗传基因或者是染色体的异常，往往伴有家族史。比如说携带脂肪和肥胖相关

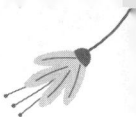

基因（FTO 基因）的家族性肥胖群体，平均体重较普通人群重3kg，所以此类人群肥胖的预防要始于孕期，抓在儿童，健康饮食，积极锻炼。

❤ 有的胖，对生育有影响 ❤

当小女孩还在妈妈的肚子里时，这辈子能用的卵子数目已经确定，出生时约 200 万个，青春期结束时约 30 万个，最终能够有机会发育成受精卵的卵子只有 400～500 个。从未成熟的小卵泡发育到能够与精子结合的成熟卵泡，需要促卵泡激素（FSH）给予的"阳光雨露"。成年女性每个月都有一批 13～15 个小卵泡开始发育，最终只有 1 个幸运儿成长为优势卵泡，能够有机会去"见识一下卵巢外面的世界"，其余的卵泡基本闭锁。

优势卵泡必须满足三个条件：①大小。卵泡直径要达18～25mm。②形状。卵泡为圆形或者椭圆形，内壁薄，透声清晰。③数量。一般每个月只有 1 个优势卵泡，这样的卵泡排卵后更易受孕。

由于卵子与卵泡发育同步，卵泡发育的程度越好，预示卵子质量越高。而肥胖则干扰了小卵泡的正常发育节奏，引起能量代谢紊乱，扰乱女性正常的生殖内分泌的规律，使得一批没有成熟的小卵泡生长发育受阻，停留在幼稚阶段，无法长成优势卵泡或成熟卵泡。尽管未成熟卵子的数目不少，但是质量严重受损，受孕能力大打折扣，也就是长不大。

随着排卵时间的到来，大脑给出了排卵指令。成熟卵泡破裂，卵子渗出到达卵巢表面，随即滑入输卵管腔，静候精子到来。而肥胖引起的代谢紊乱，干扰了正常的生殖调控，大脑无法给出排卵指令，卵泡壁不破裂，卵子无法排出，即排不出。

正常情况下排出的卵子在输卵管内静候精子的到来，精卵相遇，立即受精。受精卵在输卵管中边分裂边移行，在受精后的7～8天到达宫腔"安家落户"。而肥胖引起的内分泌代谢紊乱又让子宫内膜"荆棘丛生"，不让胚胎在内膜"驻扎"，也就是种不上。

正常的胚胎在宫腔里"生根发芽"，逐渐长大，足月出生。而代谢紊乱却让胚胎的质量严重受损。即使胖"美眉"能够成功受孕，胚胎能够在宫腔内"生根发芽"，但是发生早期流产的概率依然显著高于正常体重的女性，即留不住。

与健康女性相比，胖"美眉"的生育困难重重，肥胖引起的代谢障碍让女性的"种子"长不大、出不去，即使能够成功受孕，胚胎也种不上、留不住。所以，肥胖成为胖"美眉"生育的最大障碍。

♥ 早减重，早圆母亲梦 ♥

如何减？减肥无非是管住嘴，迈开腿。减多少、减多久，取决于您的减肥目标。

1. 怎么吃

对于胖"美眉"，我们特别强调要"三低三高"饮食，所谓的"三低"就是要低糖、低脂、低热量，"三高"就是要高蛋白、高纤维素、高维生素。那么，结合《中国居民平衡膳食餐盘（2022年）》，我们将每餐的食物总量来进行规划，每天的总热量控制在1000～1200kcal，吃饭要做到定时定量，食材的种类要多样化，每天摄入的食物应该包括谷薯类、蔬菜水果类、鱼、

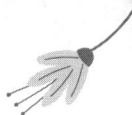

肉、蛋，还有大豆、坚果等食物；每天要摄取 12 种以上的食物，每周要摄取 25 种以上的食物。

餐盘的设置应为蔬菜水果类大概占 1/2，蛋白质占 1/4，谷薯类的主食占 1/4。对于胖"美眉"们而言，除了要控制食物的量，还要注意食物的加工方法，以蒸煮为主，少油炸、煎炒。

下列食品在减肥时不能吃：精米、白面、肠粉、蛋糕、油条、油炸肉、红烧肉、腊肠、肥肉、炸鲜奶、花生米、红糖糍粑等。

建议吃的食物：谷薯类、各种鱼虾贝类、去皮的鸡鸭鹅肉、瘦肉，还有深色绿叶蔬菜等。

2. 如何动

运动应该是有目标、有节奏、有量化的循序渐进的过程。比如每天进行 30 分钟以上的快走，每周 5 次以上，当你的呼吸心跳加速，感觉吃力但不费力的状态是最好的，最适心率是 170 减去年龄。我们推荐的运动有快走、游泳、力量训练等。

3. 减多少

每周减 0.5kg 就可以了。如果大家是为了怀孕，减到 BMI 正常就可以备孕了。当坚持 3~6 个月时，体重就会减少 10%～15%，身体的代谢就会发生变化。由于每个人的具体情况不同，也请大家到医院来做一个个体化的评估和指导。

❤ **SMART 原则，助力好"孕"来** ❤

SMART 就是 specific（明确性）、measurable（可测量的）、attainable（可实现的）、relevant（相关性）、time-bound（时间性），这 5 个英文单词的首字母写到一起，根据我们的预期目标来制定一个具体的减肥方案。

1. specific

specific，就是明确性，也就是减肥要明确怎么减，减多少，减多久。减多久取决于所设定的减肥目标，如果是仅仅为了受孕，那么能够正常备孕就可以了。如果是为了健康，那就需要进行一场持久战。减肥要管住嘴，迈开腿。那么对于 specific 来说，要吃"三低三高"饮食，也就是低糖、低脂、低热量、高蛋白、高纤维、高维生素。我们要结合《中国居民平衡膳食餐盘（2022 年）》的计划，将每餐的食物的总量进行了规划，每天的总热量要控制到 1000 ~ 1200kcal，吃饭要做到定时定量。

2. measurable

measurable，也就是可测量，所有的指标都可以测量，比如说每天清晨空腹去测量体重。每一餐吃多少？一天的总量控制多少？每周要减掉 0.5kg。此外，我们要知道自己运动的极限在哪里。我们不能做伤害大于获益的运动。当 BMI 达到 $18.5 ~ 24kg/m^2$，如果想怀孕就不用再减重了。

3. attainable

attainable，也就是可实现，营造一个可以实现的餐盘、运动设备、心态。目标不要过于宏大，每周减 0.5kg 就是胜利。只要想动，随时都可以动，可以就地取材。如果能够出去到室外，一些运动器材也能触手可及。运动目标能够实现，是一个最重要的原则，比如营造一个可以减重的家庭锻炼环境，随时随地可以运动，时间自由掌握。

4. relevant

relevant，就是相关性，要求运动逐渐增量循序渐进。有人

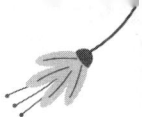

喜欢吃代餐（取代部分或全部正餐的食物），代餐短期内可以呈现较好的减重效果，但是代餐只能代替一时，生活习惯影响终身。我们前面讲到 specific，细节决定成败，自律赢得自由。具体的减肥方案因人而异，请到医院进行个体化的指导。

5. time-bound

time-bound，就是时间性。如果每周的目标是减 0.5kg，每个月的目标就是减 2kg。3 个月的目标、6 个月的目标、12 个月的目标，根据我们每个人超重的具体情况进行具体分析，时间可以根据每人的目标可以随时调整。养成一种好的生活习惯将会受益终身。

温馨提示

一白遮百丑，一胖毁所有！姨妈不常来，好卵难拥有。科学来减重，早圆母亲梦！

孕前肥胖，如何科学减重

❤ 真的需要减肥吗 ❤

目前国内外多采用身体质量指数（BMI）衡量人体胖瘦程度及是否健康。

适用人群：除儿童、青少年、孕妇、哺乳期女性、运动员和老年人以外的 18~65 岁人士。针对我国人群，BMI 达到 $24kg/m^2$ 且低于 $28kg/m^2$ 为超重，所以 BMI≥$24kg/m^2$ 时需要减重。

❤ 减肥的合理方法 ❤

1. 管住嘴

备孕期女性要改变饮食模式，采用自己能坚持的饮食方式，减少食物的摄入；同时要改善咀嚼习惯，减慢进食速度；可以先到医院营养科进行评估，医生会按需推荐食谱。

2. 迈开腿

备孕期女性要每周进行不少于 150 分钟的运动，运动方式可以是有氧运动和无氧运动相结合。有氧运动的主要目的是燃烧脂肪；无氧运动的主要目的是增加肌肉量。

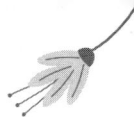

❤ 减肥的误区 ❤

1. 节食减肥

身体运行需要能量，节食减肥减少的主要是肌肉和水分，身体反而会增加脂肪储存，节食后易反弹。

2. 局部减肥

脂肪分解是全身性的，无法局部减肥。但在血流速度快的部位（腹部、臀部）脂肪分解比例会更高，虽不能局部减肥，但可以通过加强肌肉锻炼进行局部塑形。

3. 出汗越多效果越好

出汗多少与性别、遗传、环境和皮肤的血流量相关，出汗过多可能提示运动过量，容易造成脱水，并不是出汗越多减肥效果越好。

温馨提示。

减肥前先咨询，想瘦身有方法，管住嘴，迈开腿，不挨饿，不盲目。

肥胖女性备孕该怎样吃

❤ 体重管理控制的范围应该是多少 ❤

对备孕的女性朋友，我们建议把 BMI 控制在正常范围，就是 $18.5{\sim}24kg/m^2$。

❤ 我们每天需要摄入多少热量比较合适呢 ❤

中国成年人每天能量供给量，见表 7。例如，小王体重 80kg，办公室文员，属于轻体力劳动，80kg 乘以 20，或者是乘以 25，小王每天摄入热量是 1600~2000kcal，小王需要减重，还需要在这个基础上再减去 500kcal，因此小王每天摄入的热量需控制在 1100~1500kcal。

表 7　中国成年人每天能量供给量（kcal/kg）

体重	卧床	轻体力劳动	中体力劳动	重体力劳动
消瘦	20~25	35	40	40~45
正常	15~20	30	35	40
肥胖	15	20~25	30	35

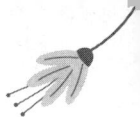

💜 如何均衡饮食 💜

备孕女性每天应摄入 1500~1700mL 水；谷薯类，每天摄入 200g~250g，并选择全谷物类、杂豆类或薯类；蔬菜和水果注意均衡摄入，每周至少摄入一次海藻类；注意补充优质蛋白，如鱼禽蛋奶、瘦肉、豆制品，有利于保持肌肉的弹性、活力，也可以为卵泡发育提供营养；注意控油（每天少于 25g）和限盐（每天少于 5g）。备孕女性，每天补充叶酸 0.4mg，如果是贫血女性朋友，需在医生的指导下，注意补充铁质。

💜 如何挑选食物 💜

1. 食物交换份法：相同热量不同重量

90kcal 的食物：蔬菜类 500g，水果类 200g，一小包装脱脂奶，豆制品 100g，鱼类 80g，肉蛋类 50g，五谷类 25g，坚果类 15g，油脂类 10g。

2. 避开 39 款一吃就胖的食物：相同重量不同热量

100g 相同重量的食物，热量却大不相同。

（1）面食类：泡面 450kcal，油条 388kcal，螺蛳粉 363kcal，手抓饼 306kcal，抄手 299kcal，炸酱面 240kcal，煎饺 208kcal，炒饭 188kcal，炒面 150kcal。

（2）高油脂类食物：烧烤 3000kcal，红烧肉 470kcal，猪蹄 440kcal，猪皮 380kcal，腊肠 338kcal，千层饼 230kcal，煲仔饭 200kcal，烤鸭 150kcal，咸鸭蛋 190kcal。

（3）瓜果零食类：大麻花 711kcal，巧克力 600kcal，瓜子 600kcal，芒果干 400kcal，葡萄干 341kcal，奶茶 300kcal，红枣

260kcal，冰激凌 200kcal。

（4）糖油混合类：奶油 879kcal，薯条 548kcal，香肠 508kcal，汉堡 456kcal，月饼 450kcal，饼干 435kcal，粽子 416kcal，蛋黄酥 388kcal，牛角包 378kcal，蛋挞 375kcal，麻球 355kcal，比萨 255kcal，甜甜圈 227kcal。

3. 学会挑选：优质低卡蛋白质

100g 优质低卡蛋白质：虾仁 48kcal，牛奶 54kcal，生蚝 57kcal，豆腐 84kcal，鸭肉 90kcal，牛肉 106kcal，鸡胸肉 133kcal，三文鱼 139kcal，鸡蛋 144kcal。

4. 学会挑选：优质低卡主食

100g 主食：南瓜 23kcal，土豆 81kcal，紫薯 106kcal，玉米 112kcal，杂粮馒头 123kcal，全麦面包 246kcal，燕麦 338kcal，糙米 348kcal，意面 351kcal。

5. 学会挑选：优质低卡蔬菜

100g 蔬菜：芹菜 13kcal，西红柿 15kcal，黄瓜 16kcal，蘑菇 24kcal，卷心菜 24kcal，木耳 27kcal，叶菜类 28kcal，西蓝花 36kcal，洋葱 40kcal。

6. 学会挑选：优质低卡水果

100g 水果：圣女果 15kcal，草莓 32kcal，桃子 42kcal，柚子 42kcal，橘子 44kcal，樱桃 46kcal，苹果 53kcal，猕猴桃 61kcal，香蕉 93kcal。

7. 学会挑选：促进新陈代谢的食物

洋葱，辣椒，番茄，娃娃菜，黑咖啡，绿茶，白萝卜，冬瓜。

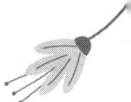

❤ 吃得开心，也不容易长胖的诀窍是什么 ❤

答案是科学饮食，适当运动。各项运动 60 分钟运动能量消耗见表 8。

表 8　60 分钟各项运动能量消耗表

运动类型	消耗能量（kcal）	运动类型	消耗能量（kcal）
快跑	700	郊游	240
慢跑	655	慢走	255
桌球	655	单车	245
郊外滑雪	600	骑车	184
快走	555	泡澡	168
爬楼梯	480	洗碗	136
打拳	450	熨衣服	120
跳绳	448	遛狗	130
轮式溜冰	350	洗衣服	114
骑马	350	插花	114
走步机	345	逛街	110
健身操	300	读书	88
跳舞	300	看电视	72
高尔夫	270	午睡	48

备孕女性可选择快走，也就是健步走，每天走 10000 步，消耗的热量较高，关键是容易实施。

多囊卵巢综合征的胖"美眉"，
怎么吃能早怀上

❤ 什么是多囊卵巢综合征 ❤

多囊卵巢综合征，简称多囊，是育龄期女性常见的内分泌代谢紊乱性疾病，发病率为 5%～10%，在不排卵不孕症女性中发病比例高达 30%～60%。

❤ 多囊卵巢综合征有哪些临床表现 ❤

多囊卵巢综合征的常见临床表现有卵巢出现多囊样改变，月经紊乱，不易怀孕，多毛，痤疮及体重增加。

❤ 为什么会发生多囊卵巢综合征 ❤

多囊卵巢综合征的病因不明，其发生可能和下丘脑-垂体-卵巢轴的调节功能紊乱、体内雄激素水平过高及胰岛素抵抗有关。

❤ 多囊卵巢综合征和肥胖有什么关系 ❤

多囊卵巢综合征患者容易出现肥胖，"胖多囊"的比例可以高达 70%。而肥胖本身会增加胰岛素抵抗，导致高胰岛素血症，

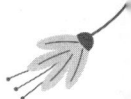

造成体内雄激素水平升高，加重多囊卵巢综合征的发生。

♥ 如何判断是否超重 ♥

1. 计算BMI

BMI 在 $24\sim27.9kg/m^2$ 为超重，BMI$\geq28kg/m^2$ 为肥胖。

2. 测量腰围和腰臀比

腰围测量可以选取肚脐上方 $2\sim3cm$ 的位置，用软尺在水平方向绕腹部一周量取。臀围测量可选取臀部最突出的部位，用软尺在水平方向绕臀部一周量取。腰臀比是指腰围与臀围的比值。女性的腰围$\geq80cm$，为中心性肥胖前期；女性的腰围$\geq85cm$，或者腰臀比≥0.8，为中心性肥胖。

3. 测量体脂率

体脂率指身体脂肪重量占体重的比例，可以通过仪器测量，如人体成分分析仪。成年女性体脂率超过 30%，为肥胖。

♥ 减重能改善多囊吗 ♥

科学的饮食管理和运动管理是肥胖型多囊卵巢综合征的一线治疗方案。

减重可以恢复健康体重，同时改善内分泌，降低雄激素水平，改善痤疮、多毛的症状。

减重有助于卵泡的生长和发育，有助于恢复排卵和恢复正常月经周期，有助于成功受孕。

减重可以改善胰岛素抵抗，降低血脂，备孕女性怀孕后不易患妊娠糖尿病、高脂血症等，并且预防糖尿病、心脑血管疾病等远期并发症。

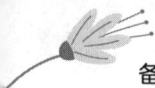

❤ 减重多少有助于成功受孕 ❤

临床实践表明，在 3~6 个月内减轻体重的 5%~10%，有助于恢复排卵，助力成功受孕。如果减重速度过快，营养摄入不足，容易损害身体健康，不利于备孕。

❤ 怎样吃才能既减重又助孕 ❤

备孕期女性要少吃高糖高脂食物，如奶茶、饼干、蛋糕、冰激凌等。

备孕期女性要学会选择健康食物，如粗粮、蔬菜、水果、奶类、杂豆、鱼虾、瘦肉、坚果及植物油等。

备孕期女性要合理搭配食物，限制能量的同时注意营养全面均衡，可选择限能量高蛋白膳食。限能量高蛋白膳食的能量在 1000~1200kcal/d，三大供能营养素比例为碳水化合物占 40%~50%，脂肪占 25%~30%，蛋白质占 20%~30%，选择粗粮，多吃蔬菜，适量吃水果，保证维生素、矿物质及膳食纤维的摄入，足量饮水，建议每天饮水量在 2000mL 以上。

一日饮食安排举例，见表 9。

表 9 限能量高蛋白膳食一日食谱（1200kcal）

餐次	食谱
早餐	荞麦花卷（荞麦面粉 40g） 蒸水蛋（鸡蛋 60g） 拌黄瓜（黄瓜 150g，橄榄油 3g）
加餐	奇异果 100g

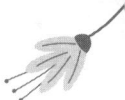

续表

餐次	食谱
午餐	大米小米荞麦饭（大米 30g，小米 10g，黑米 10g） 香芹炒牛肉（牛肉 60g，香芹 100g，玉米油 3g） 蒜蓉生菜（生菜 150g，玉米油 3g）
加餐	鲜牛奶 100mL 蓝莓 100g
晚餐	大米黑米红豆饭（大米 30g，黑米 10g，红豆 10g） 清蒸黄花鱼（黄花鱼 100g，大豆油 5g） 清炒莜麦菜（莜麦菜 250g，大豆油 3g）
加餐	鲜牛奶 100mL 开心果 10g

♥ 减重饮食误区有哪些 ♥

1. 过度节食。过度节食会导致雌激素水平过低，诱发月经失调，甚至不孕。

2. 不吃晚餐。不吃晚餐会导致身体摄入的营养素减少，第二天容易过量摄入食物，比起规律地吃晚餐，可能更容易发胖。

3. 吃过多零食。正餐时吃得少，加餐时食用过多高热量零食，导致热量摄入过多。

♥ 在外就餐需要注意哪些事项 ♥

在外就餐要注意选择健康食物，控制食物摄入量，如饮食过于油腻，可以用开水涮一涮，避免过多脂肪摄入。

肥胖型多囊卵巢综合征的备孕女性，通过科学饮食健康减重，有助于改善多囊卵巢综合征并且成功受孕。

孕前女性如何减腰助孕

很多孕前女性虽然手脚纤细，但是腰部却藏着两坨肥肉，这一圈肥肉被我们戏称为"游泳圈"。"游泳圈"不仅会影响女性的体态，还会扰乱生殖相关的激素水平进而影响怀孕。那么什么是"游泳圈"，孕前女性又该如何运动才能摆脱它呢？

♥ 什么是"游泳圈" ♥

"游泳圈"的专业名称是中心性肥胖，判断标准为：

女性：腰围≥85cm，或者腰臀比（腰围/臀围）≥0.8。

♥ "游泳圈"如何形成 ♥

女性久坐、精神压力大、过度饮食、缺乏锻炼、不良作息等易形成"游泳圈"。

♥ 摆脱"游泳圈"应该怎样运动 ♥

1. 全身运动

全身运动有利于调动全身的肌肉活性，增加心肺功能，为核心部位的针对性训练奠定基础。适合孕前女性的全身运动包括慢跑、游泳、跳绳及骑脚踏车等中等强度有氧运动，每日需运动

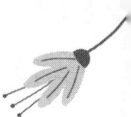

30 分钟。

2. 核心部位训练

（1）臀桥

仰卧位，屈髋屈膝，双膝并拢，双手放在身体两侧；缓慢抬起骨盆，保持 10 ~ 15 秒，缓慢下放；10 个为 1 组，每次做 3 组。

动作要点：臀部发力，髋部向上顶，在动作的顶端努力收紧臀部。

（2）猫式伸展

跪位，双手双膝四点着地；大腿、手臂均与地面垂直；在呼吸中舒展脊柱；吸气时背部下沉，下巴上扬，臀部向上抬起；呼气时拱起背部，让下巴和胸部靠近；10 次为 1 组，每次做 2 组。

动作要点：尽量缓慢，随着呼吸节奏进行，呼气向上拱起时臀部内收，吸气向下沉时臀部上翘。

（3）转体空中自行车

仰卧位，在一侧屈膝的同时用对侧的肘关节努力触碰到膝关节，同时双腿中另一侧的腿离地，伸直；腹部始终处在收紧的状态，摆动身体，弯曲另一侧膝关节，用对侧的肘关节触碰弯曲的膝关节，此时开始屈腿的一侧还原到伸直的状态，并保持离地，在转体的过程中吸气，肘关节触碰到膝盖的时候呼气，然后反复进行练习；20 个为 1 组，每次做 2 组。

动作要点：动作幅度较大，注意调整呼吸；肘关节努力碰触膝关节，保证运动幅度。

❤ **运动减腰中的注意事项** ❤

1. 遵循循序渐进的原则，运动的强度和时间逐步增加。

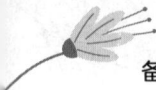

2. 运动过程中量力而行，根据身体状态及时调整运动强度和时间。

3. 充分地进行运动前热身和运动后拉伸，以减少运动损伤，缓解运动疲劳。

4. 在运动前和运动过程中适当补充水分，避免脱水。

5. 运动后不可立即大量进食，以免影响胃肠功能。

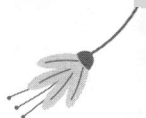

"小蛮腰"伤不起，孕前来练普拉提

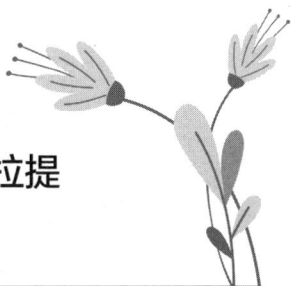

❤ 怀胎十月，孕产妇为什么容易出现腰酸背痛呢 ❤

孕期腰背疼痛是孕产妈妈们经常会遇到的难题，医学上称为妊娠腰痛，就是怀孕引起的腰部复发性或持续性疼痛，可能辐射至大腿后外侧、膝盖和小腿，严重影响孕妈妈们的生活和睡眠，给生理和心理都会造成不良的影响。

未怀孕时，女性的子宫就像个倒置的梨形，只有0.05kg重。而到足月时，子宫的重量大概要长到1kg，再加上羊水、胎盘、胎儿的重量，大概要增加5kg，像个大西瓜，足足比原来增加了100倍。随着子宫的增大，腹部向前隆起，站立的时候，重心前移，为了保持身体平衡，头部和肩部后仰，孕妇上身的重量则由腰椎和腰部的肌肉来承担。这样站立时间稍微久点，孕妇的背部肌肉、韧带就会因过度紧张而出现腰背疼痛。

❤ 预防腰背痛的小妙招——普拉提运动 ❤

普拉提是由德国人约瑟夫·普拉提创立，他既融入了西方的"刚"——注重身体肌肉和机能的训练，又融入了东方的"柔"——强调练习时的身心合一，强调对核心肌群的控制，是配合正确的呼吸方法所进行的一项全身协调运动。

普拉提运动可以加强核心的力量，有利于稳定脊柱与骨盆，提升平衡与协调能力，改善不良姿势，缓解腰背痛。

接下来，我们一起来做几个垫上普拉提运动吧！

1. 胸部抬起

双腿弯曲，双手抱头，吸气准备，先收小腹，呼气抬头，抬头至肩胛骨离开垫子，主要是加强腹横肌的锻炼，完成 4 组，每组 12～15 个。

2. 四点支撑

双腿和双手垂直于地面，背部推高，收紧核心，抬起右手向前延伸，左腿勾脚，向后延伸，手脚对抗延伸，主要是提升脊柱灵活性，完成 3 组，每组保持 30～60 秒。

3. 滚动如球

双脚离地，收紧核心，双手抱膝，脊柱逐节滚动，主要是加强核心力量和提升脊柱灵活性，完成 5 组，每组 15～20 个。

4. 泳式拍击

收紧核心，手脚延长，类似自由泳，主要是加强背部肌肉和协调性锻炼，完成 5 组，每组 30～60 秒。

❤ **练习普拉提的注意事项** ❤

注意练习前不要饱餐，姿势正确，掌握良好的呼吸，鼻吸口呼，若有伤痛或身体不适的情况不要练习。

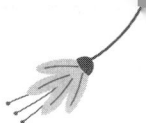

减肥，怎么把我的卵减没了

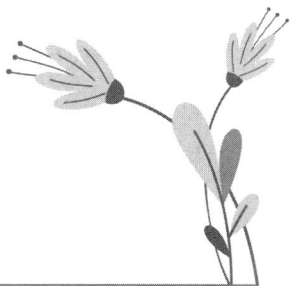

❤ 不合理的减肥有哪些"坑" ❤

一谈到减肥，很多人试过很多种方法，同时也跳入了一个又一个"坑"：单纯运动减肥、不吃早餐或者晚餐减肥、不吃肉不吃饭减肥、水果减肥、吃减肥药减肥……这些方法可能可以短暂减掉一些体重，但是减去的大多是水分和肌肉，很容易导致营养不良。由于没有足够的营养物质供应，激素的合成受到影响，造成内分泌紊乱，就会影响卵泡的发育，从而影响月经，导致不孕。

❤ 如何科学减重呢 ❤

体重是最易获得的反映人体生长与营养状况的指标，BMI正常与否也跟人体是否健康息息相关。如果超重或者肥胖，就需要减重了。

1. 科学饮食

纠正不良饮食行为，控制总能量的摄入，减少高能量、高脂肪、高糖食物的摄入，多选择膳食纤维、蛋白质、微量营养素密度高的食物。

2. 适当运动

每周至少进行 5 天中等强度身体活动，累计 150 分钟以上。坚持日常主动身体活动，每天至少 6000 步。减少久坐时间，每小时起来动一动。

运动有效心率 =（220 - 年龄）×（60% ~ 75%）。

（1）有氧运动

有氧运动有利于提高心肺功能，降低身体脂肪含量，比如快步走、慢跑、游泳、舞蹈，建议每天进行。

（2）抗阻力运动

抗阻力运动有利于增加肌肉量，增加或维持肌肉力量；预防和控制心脏病和 2 型糖尿病；改善姿势、移动能力和平衡能力；预防摔倒，维持独立行为能力，提高生活质量。比如哑铃训练、俯卧撑、平板支撑等。建议每周 2 ~ 3 次。

（3）柔韧性运动

柔韧性运动有利于提高关节的灵活性，促进血液循环，比如瑜伽、太极拳，建议每天进行 10 ~ 15 分钟柔韧性运动。

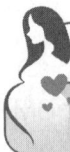

温馨提示

建议到正规医院就诊，科学减肥，科学饮食，适当运动。

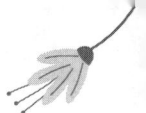

要娃也要苗条，备孕就要"动"起来

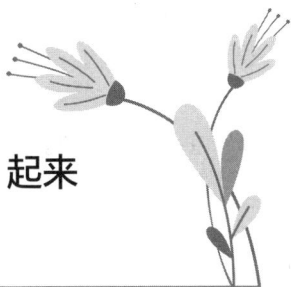

❤ 孕期女性的身体会有哪些改变 ❤

俗话说，怀胎十月，一朝分娩。随着孕周的增加，胎儿逐渐生长发育，妈妈的体重不断增加，子宫不断增大，伴随激素的改变，妈妈的身体会产生多种不适，如胃部不适（恶心、反酸、呕吐等）、压力性尿失禁（咳嗽、打喷嚏、大笑的时候有尿液漏出来）、腹直肌分离、腰痛等。

以上症状，通过运动，可以一定程度地缓解或预防其发生。

❤ 要苗条，备孕就要"动"起来 ❤

运动，可以增加肌肉的力量与弹性，运动的好处如下。

1. 减少体内脂肪蓄积，控制体重。

2. 增加肌肉力量，预防各种身体不适。

3. 预防孕期腹直肌分离。

4. 预防盆底功能障碍性疾病发生。

5. 储备产力，促进自然分娩。

同时，建议将运动延续到孕期。但需要排除先兆流产、前置胎盘等不适宜运动的情况，而且，有些动作需要在专业人员的指导下进行。

♥ 小教练——如何"动"起来 ♥

1. 静蹲

作用：增强大腿肌肉力量，减少腰部压力。

动作要领：背部靠墙，双脚分开，与肩同宽，背部贴紧墙面，身体呈下蹲姿势，使小腿与地面垂直。每次蹲到无法坚持为止，休息1~2分钟，然后重复进行。

2. 臀桥

作用：矫正骨盆前倾，增加腰椎曲度。

动作要领：仰卧位，双腿屈曲，双臂放于地面，以肩、上背部和双脚为支点，抬起臀部，坚持3~5秒钟，然后慢慢落下。每日2次，每次3组，每组15个。

3. 凯格尔运动

作用：锻炼盆底肌，预防盆底松弛相关疾病，如子宫脱垂等。

动作要领：身体放松，将尿道、阴道、肛门用力夹紧，向臀部方向上提，达到极限后保持3秒钟，接着慢慢放松。

注意：腹肌不要用力；不要屏住呼吸；不限时间，不限体位；排空膀胱，身体放松。

♥ 运动的注意事项 ♥

1. 让身体活动成为一种习惯

任何使身体动起来，令呼吸变快、心跳加速的活动都属于身

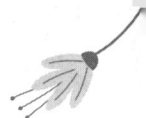

体活动。

（1）设立目标，培养兴趣。寻找任何可能的机会，如利用上下班时间，增加走路、骑自行车、登楼梯的机会。

（2）增加户外活动，将生活、娱乐、工作与运动锻炼相结合，多进行散步、遛狗、逛街、打球、踢毽子等活动。

（3）参加集体活动，增加兴趣，不放弃单位和朋友组织的游玩类和劳动类活动。

2. 循序渐进，量力而行

（1）建议备孕的朋友坚持每天进行至少30分钟中等强度的运动。

（2）改变少动久坐的不良习惯，为受孕和妊娠的成功奠定基础。

（3）运动时，要根据自己的身体状况调整运动的时间与运动的强度，量力而行。

备孕期女性该如何运动

科学运动，让生活更健康。《健康中国行动（2019—2030年）》在国家层面上提出了"全民健身行动"，再次强调了运动对国民素质的有益作用。对于备孕期女性来说，运动也是促进怀孕的一大利器。适量运动对于保持健康的月经周期和提高生育能力非常重要。

❤　运动有哪些好处　❤

运动可以促进骨骼和肌肉健康，降低骨质疏松的风险；提高心肺功能，减少高血压、心脏病等疾病的发生；控制体重，调节超重或肥胖相关的内分泌紊乱；改善免疫反应，减少炎症，增强免疫力；有助于减少焦虑和抑郁情绪，提高睡眠质量。

❤　运动对女性生殖系统有何影响　❤

运动可以改善月经周期，使月经周期更为规律；提高多囊卵巢综合征人群的排卵率，增加卵子活力；增加性功能指数及提高性生活满意度；降低雄激素水平，改善高雄激素相关特征；调节代谢水平，降低妊娠期高血压、糖尿病等疾病的发生风险；增加盆腹腔肌肉活力，有助于顺利分娩。

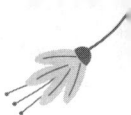

💜 备孕期应该怎么运动 💜

备孕期女性适合中等强度运动，每周至少 3~4 次，每次 30~60 分钟，运动时保持心率低于 140~160 次/分；对于体重指数正常的女性，不宜进行过长时间的剧烈运动，每日剧烈运动不宜超过 1 个小时，否则增加无排卵性不孕的风险。

适宜运动类型：走路、慢跑、瑜伽、游泳、骑自行车、健身操。

💜 特殊备孕人群应该怎么运动 💜

高血压人群：血压控制良好且身体状态适宜时锻炼，推荐下午或傍晚时间运动，每日 30 分钟左右，选择中等强度的有氧运动，避免短跑、跳高等高强度无氧运动；运动前后监测血压，中途适当休息。

糖尿病患者：血糖或血酮体水平过高时不宜锻炼；不宜空腹晨练，可选择餐后 1 小时进行；以中等强度及以上的有氧运动为主，每周至少 150 分钟；随身携带快升糖食品以免出现低血糖头晕。

孕前运动"避雷"指南

❤ 常见的孕前运动误区有哪些 ❤

1. 孕前快速练成好身体：不做热身，直接开练；强度越大，瘦身越快；流汗越多，效果越好；空腹锻炼效果加倍。

2. 孕前运动随心所欲，运动不加控制饮食，"三天打鱼，两天晒网"。

❤ 运动热量消耗与什么关系最密切 ❤

流汗？心跳？还是肌肉酸痛感？

研究表明，心跳快慢与运动能量消耗成正比。流汗是受空气温度的影响，周围温度越高，流汗就会越多，但并不代表消耗更多的热量。不过，流汗代表身体流失了更多的水分，当流汗较多时，不要忘记少量多次补充水分。肌肉酸痛感是训练时轻微肌肉撕裂造成的，会受到训练模式与项目，例如，离心收缩、向心收缩、重量等影响。因此，肌肉酸痛与热量消耗没有绝对的关系。反而，心跳快慢与身体能量转换需要氧气的参与，而心跳越快代表氧气输送得更多，所以心跳快慢是与热量消耗多寡最相关的因素。

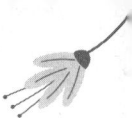

♥ 在备孕期间的运动，怎样"避雷" ♥

1. 孕前运动欲速则不达，孕前运动需要循序渐进。

2. 居家运动"避雷"指南具体如下。

运动时应确保身体状态健康，精神良好。合适的运动室内温度在 24~26℃，湿度 50%～60%。不要关着门窗，也不要在开着空调的环境下练习，因为空气不流通，氧气不足，不利于身体的新陈代谢。着装要求穿合身、弹力好、吸汗性强、透气性强的衣服。如果衣服汗湿，要及时更换，避免受凉。

运动前：热身运动不可少。运动前的肌肉拉伸，可以减少运动时的损伤。

运动过程中：需要适当补水，少量多次喝温开水，注意保暖。

运动后："四不要"——不要马上洗澡，不要大量喝水，不要喝冷饮，不要马上坐下。为什么不能洗澡？因为在运动过程中，周围血管是在扩张的状态，突然间洗澡会导致周围的血管收缩，进而导致大脑缺血缺氧，容易晕厥。大量喝水或喝冷饮会导致胃肠道负担过重而引起消化不良。马上坐下会导致体位性低血压，容易晕厥或者是抽搐。

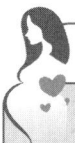

温馨提示

1. 做最文明的邻居，不扰民，自乐他乐。不建议噪声过大的运动，例如：拍球、打球、跳绳等。推荐的运动有瑜伽、健身操、普拉提。

2. 备孕运动推荐"猫牛式流动"，其被誉为女人一生当中最重要的瑜伽体式。它能让盆底肌得到锻炼，实现放松和收缩，也能使脊柱得到较好的锻炼，预防腰酸背疼，缓解一天的疲劳。

猫牛式流动：双手打开，在肩膀的正下方，双膝打开在骨盆的正下方，让身体形成桌板式。吸气的时候，脊柱一节节向上延展打开，抬头，后脑勺找臀部。呼气的时候，低头拱背，让脊柱拱起，眼睛看向肚脐。在整个练习的过程当中注意三合一，身体、呼吸和心灵三合一，猫牛式流动，助您备孕成功。

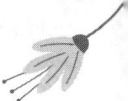

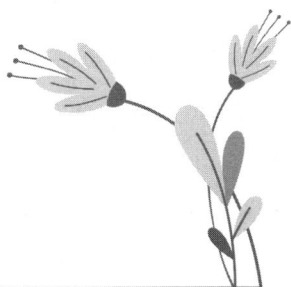

漏尿我的痛，它有多严重

❤ 漏尿的尴尬，您有吗 ❤

大声咳嗽、开怀大笑、跳跃运动、下蹲负重等情境下发生的漏尿，尿急迫时而发生的漏尿，这些尴尬在日常生活中并不罕见。

❤ 漏尿的定义及流行病学 ❤

漏尿在医学上称尿失禁，指膀胱内的尿不能控制而自行流出。在中国，约有 1/3 的女性会受到漏尿的困扰，随着年龄的增加，漏尿的发生率逐步增高，在老年女性中更可能高达 50%。漏尿发生的常见人群有孕产妇和绝经后女性。它是影响女性生活质量的常见慢性疾病之一，严重的漏尿会对女性的社会交往产生影响，因此，它还有一个别称叫作"社交癌"。

❤ 漏尿是如何发生的 ❤

1. 认识盆底肌

"私密"的盆底肌（亦称 PC 肌），是指封闭骨盆底的肌肉群，形象地说，它像吊床一样，牢牢地托起盆腔脏器，承托和支撑着子宫、膀胱、直肠等盆腔脏器。同时，女性盆底在外阴部有三个体表开口，分别是尿道、阴道和肛门。因此，不难理解盆底肌功能包括盆腔脏器"吊床"、"性福"保障、生命通道和排泄闸门。

2. 盆底损害的发生

盆底损害的常见因素包括妊娠分娩、多胎多产、雌激素水平减退、慢性腹压增加等不良因素。上述因素作用于盆底肌，会导致盆底肌发生松弛，其承托盆腔脏器的支持功能减弱，继而发生漏尿、盆腔脏器脱垂等。因此，漏尿发生的主要原因是盆底肌松弛。

3. 漏尿的简单自我判别

第一步，判断有无漏尿。如果漏出液来自尿道，偏淡黄色，有尿味，便可判断为漏尿；如果漏出液偏红色、茶色或血，需至泌尿科或妇科就诊。第二步，判断漏尿的类型。漏尿通常分为三类，压力性漏尿、急迫性漏尿和混合性漏尿。压力性漏尿的发生和动作发生有关，如咳嗽、大笑、跳跃、下蹲等动作下发生的漏尿；急迫性漏尿的发生与神经刺激有关，如听到流水声、受到惊吓刺激等情况下发生的漏尿；如果上述两种情况同时存在，则为混合性漏尿。第三步，判断漏尿的严重程度。根据漏尿的发生频率、漏尿量及对生活的影响程度进行分类，包括轻度、中度和重度。轻度是指漏尿偶尔发生、点滴或少量，发生在咳嗽、打喷嚏时等特定情境下，平时不需要用护垫。中度是指漏尿时常发生、少到中等量，发生在上下楼梯、快走等日常活动时，时常需要用护垫。重度是指漏尿经常发生、中等到多量，发生在轻微活动时，如平地行走、翻身起立等，需经常或持续使用护垫，严重影响生活质量。

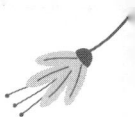

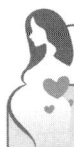

温馨提示

　　随着年龄的增加，盆底肌逐渐松弛，漏尿的发生概率增加。因此，有漏尿发生者，请及时至医院的妇科门诊、盆底康复门诊就诊，以便尽早康复，可有效改善盆底功能。

笔记页

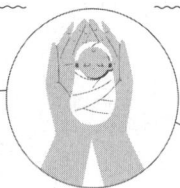

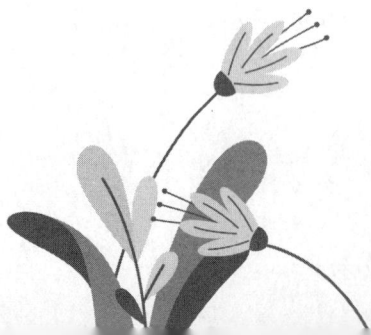